临床常见病护理进展
LINCHUANG CHANGJIANBING HULI JINZHAN

陈 静 等 主编

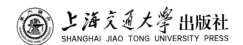

上海交通大学出版社
SHANGHAI JIAO TONG UNIVERSITY PRESS

内容提要

全书涵盖临床常见疾病的护理要点。第一章是内科常见疾病护理，涉及原发性高血压、呼吸衰竭、肝硬化、肾衰竭及糖尿病的护理要点。第二章是外科常见疾病护理，着重介绍了颅脑损伤、胸部创伤、腹部创伤及四肢骨折的护理要点。第三章是妇科常见疾病护理，包括功能失调性子宫出血、卵巢肿瘤、子宫肌瘤及子宫颈癌的护理要点。第四章是产科常见疾病护理，涵盖了前置胎盘、异位妊娠及妊娠高血压综合征的护理要点。第五章是儿科常见疾病护理，重点介绍小儿化脓性脑膜炎、小儿先天性心脏病及新生儿溶血病的护理要点。本书适合各级医院临床护士参考使用，也适合护理学院护生阅读参考。

图书在版编目（CIP）数据

临床常见病护理进展 / 陈静等主编. --上海：上海交通大学出版社，2021

ISBN 978-7-313-24514-4

Ⅰ. ①临… Ⅱ. ①陈… Ⅲ. ①常见病－护理 Ⅳ. ①R47

中国版本图书馆CIP数据核字（2021）第073531号

临床常见病护理进展
LINCHUANG CHANGJIANBING HULI JINZHAN

主　　编：陈　静　等

出版发行：上海交通大学出版社　　　　　地　　址：上海市番禺路951号

邮政编码：200030　　　　　　　　　　电　　话：021-64071208

印　　制：广东虎彩云印刷有限公司

开　　本：710mm×1000mm 1/16　　　　经　　销：全国新华书店

字　　数：213千字　　　　　　　　　　印　　张：12.25

版　　次：2023年1月第1版　　　　　　插　　页：2

书　　号：ISBN 978-7-313-24514-4　　　印　　次：2023年1月第1次印刷

定　　价：198.00元

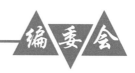编委会

◎ 主　编

　　陈　静　王琳琳　侯成青　师吉艳

　　林敬华　甘　泉

◎ 副主编

　　毕珍珍　程秀杰　董　怡　严　潇

　　张　丹　陈雯雯

◎ 编　委（按姓氏笔画排序）

　　王琳琳　甘　泉　毕珍珍　师吉艳

　　严　潇　李　敏　张　丹　陈　静

　　陈雯雯　林敬华　胡　宁　修素梅

　　侯成青　崔兆坤　董　怡　程秀杰

主编简介

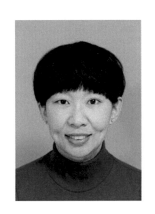

陈 静

　　副主任护师，毕业于济宁医学院护理专业，现就职于山东省宁阳县第一人民医院。国家二级心理咨询师、营养师。从事临床护理工作20余年，具有丰富的临床护理经验。在国家级、省级刊物发表论文10篇，参编著作2部。

前言
FOREWORD

　　根据世界卫生组织最新数据显示,2016 年全球共有 5 690 万人失去生命,其中半数以上是由常见疾病导致的死亡。然而随着社会的不断发展,科技的飞速进步,临床诊疗技术不断提高,对于常见疾病的诊断越来越准确,因此护理在疾病转归方面就起了越来越重要的作用。俗话道"三分治疗,七分护理",为了满足人们日益增长的医疗需求,临床护士必须提高护理水平,具备更多的知识和技能,提高自己的专业素质。但是,临床工作紧张而繁忙,护士很难有时间巩固自己此前所学的基础知识和操作技能,同时也极易忽略对新理论的学习,难以实现对整体素质的培养和提高。基于这一现状,我们特邀多位具有丰富临床经验的护理专家、学者,在汲取国内外最新常见病护理理论与实践的基础上,编写了《临床常见病护理进展》。

　　本书共分 5 章。第一章是内科常见疾病护理,涉及原发性高血压、呼吸衰竭、肝硬化、肾衰竭及糖尿病的护理要点。第二章是外科常见疾病护理,着重介绍了颅脑损伤、胸部创伤、腹部创伤及四肢骨折的护理要点。第三章是妇科常见疾病护理,包括功能失调性子宫出血、卵巢肿瘤、子宫肌瘤及子宫颈癌的护理要点。第四章是产科常见疾病护理,涵盖了前置胎盘、异位妊娠及妊娠高血压综合征的护理要点。第五章是儿科常见疾病护理,重点介绍小儿化脓性脑膜炎、小儿先天性心脏病及新生儿溶血病的护理要点。全书内容紧扣现代临床护理发展新动向,反映临床护理发展新趋势,按照病因及发病机制、临床表现、实验室及辅助检查、主要护理诊断、护理措施的顺序,介绍了现阶段临床常见疾病,同时展示了相关疾病在护理过程中使用的新理论、新方法,尽力做到了贴近临床,力求向广大护理工作者全面而系统地介绍临床护理领域的实用内容,为他们提供一本临床工作参考用书。本书结构严谨、内容充实、重点突出,展示了临床最新、最实用的护理知识和技术,可供全国广大临床护理工作者、护理教育工作者、在校学生及其他医务工作者阅读并参考。

由于全书内容多而广,涉及临床多个科室,多种疾病;参编人员人数众多、水平有限,对内容深浅度的掌握和文风等很难保持一致。因此,本书在内容方面难免存在缺点甚至错误,诚请广大读者不吝指教,以期再版时进一步提高。

《临床常见病护理进展》编委会

2019 年 12 月

目 录
CONTENTS

第一章 内科常见疾病护理

第一节 原发性高血压

原发性高血压是以血压升高为临床表现，伴或不伴多种心血管危险因素的综合征，通常简称为高血压，是多种心、脑血管疾病的重要病因和危险因素，影响心、脑、肾等重要脏器的结构和功能，最终导致这些器官功能衰竭。高血压的病因为多因素，是遗传易感性（约占 40%）和环境因素（约占 60%）相互作用的结果。大多数起病缓慢、逐渐进展，一般缺乏特殊的临床表现，约 1/5 的患者无症状，仅在测量血压时或发生心、脑、肾等并发症时才被发现。主要治疗措施为降压治疗，原则上应将目标血压降到患者能耐受的最大水平，一般主张血压应控制在 90/140 mmHg（1 mmHg＝0.133 kPa）以下，65 岁及以上老年人收缩压应控制在 150 mmHg 以下，如能耐受可进一步降低。

一、病因及发病机制

高血压是一种原因不明，以血压增高为主要临床表现的综合征。目前认为高血压是在一定的遗传背景下由于多种后天环境因素作用，使正常血压调节机制失代偿所致。一般认为遗传因素约占 40%，环境因素约占 60%。

(一)遗传因素

高血压有明显的家族聚集性。双亲均有高血压，子女的发病概率高达 46%，临床上约 60%高血压患者有家族史，提示其有遗传学基础或伴有遗传生化异常。

(二)环境因素

1.年龄

高血压发病率随年龄增长而上升，35 岁以后发病率明显增加。

2.遗传

有高血压病家族史的子女高血压的发病率明显增高，但高血压并非遗传性疾病。

3.肥胖

肥胖者易患高血压,其发病率是体重正常者的2~6倍。

4.摄盐量

摄入食盐量的高低与高血压的发生有密切关系,盐摄入量高的地区发病率明显高于盐摄入量低的地区。

5.职业

脑力劳动者发病率高于体力劳动者。

6.其他因素

大量吸烟、长期的噪音影响、反复的精神刺激、持续精神的紧张等均与高血压病的发生有相关性。

二、分类

目前,我国采用国际上统一的血压分类和标准(表1-1),适用于成人的各个年龄段。高血压定义为在未使用降压药物的情况下,非同日3次测量收缩压≥140 mmHg和(或)舒张压≥90 mmHg,根据血压升高水平,又进一步将高血压分为1、2、3级。

当收缩压和舒张压属于不同分级时,以较高的级别作为标准;既往有高血压病史且目前正服用降压药者,虽然血压已<90 /140 mmHg,亦应诊断为高血压。

表1-1 血压水平分类(WHO/ISH)

类别	收缩压(mmHg)		舒张压(mmHg)
理想血压	<120		<80
正常血压	<130	和	<85
正常高值	130~139		85~89
1级高血压(轻度)	140~159	和(或)	90~99
亚组:临界高血压	140~149	和(或)	90~94
2级高血压(中度)	160~179	和(或)	100~109
3级高血压(重度)	≥180	和(或)	≥110
单纯收缩期高血压	≥140	和	<90
亚组:临界收缩期高血压	140~149	和	<90

三、临床表现

(一)症状

大多数患者起病缓慢,早期症状不明显,一般缺乏特殊的临床表现。只是在精神紧张、情绪激动后才出现血压暂时性升高,随后即可恢复正常;部分患者没有症状。常见症状有头痛、头晕、颈项板紧、疲劳、心悸等,在紧张或劳累后加重,不一定与血压水平有关,多数症状可自行缓解;也可出现视物模糊、鼻出血等较重症状。约1/5的患者无症状,仅在测量血压时或发生心、脑、肾等并发症时才被发现。

(二)体征

血压随季节、昼夜、情绪等因素变化有较大波动。冬季血压较高,夏季较低;血压有明显昼夜波动,一般夜间血压较低,清晨起床活动后血压迅速升高,形成清晨血压高峰。患者在家中的自测血压值往往低于在医院所测的血压值。心脏听诊时可有主动脉瓣区第二心音亢进、收缩期杂音或收缩早期喀喇音。高血压后期的临床表现常与心、脑、肾损害程度有关。

(三)并发症

随病程进展,血压长期升高,可导致心、脑、肾等靶器官受损。

1.心脏

血压长期升高使心脏(尤其是左心室)后负荷过重,致使左心室肥厚、扩大,形成高血压性心脏病,最终导致左心衰竭。高血压可促使冠状动脉粥样硬化的形成,并使心肌耗氧量增加,可发生心绞痛、心肌梗死和猝死。

2.脑

长期高血压易形成颅内微小动脉瘤,血压突然增高时可引起破裂而致脑出血。血压急剧升高还可发生一过性脑血管痉挛,导致短暂性脑缺血发作及脑血栓形成,出现头痛、失语、肢体瘫痪。血压极度升高可发生高血压脑病。

3.肾

长期而持久的血压升高,可引起肾小动脉硬化,导致肾功能减退,出现蛋白尿,晚期可出现氮质血症及尿毒症。

4.血管

除心、脑、肾血管病变外,严重高血压可促使主动脉夹层形成并破裂,常可致命。

5.眼底

眼底病变可反映高血压的严重程度,分为4级:Ⅰ级,视网膜动脉痉挛、变细、反光增强;Ⅱ级,视网膜动脉狭窄,动静脉交叉压迫;Ⅲ级,上述血管病变基础上有眼底出血或棉絮状渗出;Ⅳ级,出血或渗出,伴有视盘水肿。

(四)高血压危象

高血压危象是指短时期内血压急剧升高,需要快速降压治疗的紧急临床情况,包括高血压急症和高血压亚急症。

1.高血压急症

高血压急症是指短时期内(数小时或数天)血压重度升高,舒张压>120 mmHg和(或)收缩压>180 mmHg,伴有重要组织器官如心、脑、肾、眼底、大动脉的严重功能障碍或不可逆损害。

2.高血压亚急症

高血压亚急症指血压显著升高但不伴靶器官损害。患者可以有血压明显升高引起的症状,如头痛、胸闷、鼻出血和烦躁不安等。

四、实验室及辅助检查

(一)常规检查

尿常规、血糖、血胆固醇、血三酰甘油、肾功能、血尿酸和心电图。

(二)眼底、超声心动图检查

部分患者可根据需要检查眼底、超声心动图、电解质等。

(三)24小时动态血压监测

24小时动态血压监测有助于判断血压升高的严重程度,了解血压昼夜节律,指导降压治疗以及评价降压药物疗效。

五、主要护理诊断

(一)疼痛

头疼,与血压增高有关。

(二)有受伤的危险

与头晕、视力模糊、意识改变或发生直立性低血压有关。

(三)知识缺乏

缺乏疾病预防、保健知识和高血压用药知识。

（四）潜在并发症

高血压危象、高血压脑病等。

六、护理措施

（一）一般护理

1.休息与活动

保持病室安静,减少探视。头痛时指导患者卧床休息,抬高床头,避免劳累、情绪激动、精神紧张、吸烟、酗酒、环境嘈杂等。

2.防止低血压反应

指导患者改变体位时动作宜缓慢,避免长时间站立,选择在平静休息时服药,避免用过热的水洗澡或蒸气浴,以免引起周围血管扩张发生低血压反应。

3.避免受伤

避免迅速改变体位,避免活动场所光线暗、室内有障碍物、地面滑、厕所无扶手等危险因素,必要时加用床挡。患者症状严重时应有人陪伴,防止发生意外。

（二）饮食护理

1.生活方式

包括:①学会自我调节心理平衡,保持乐观情绪,家属也应给予患者理解、宽容与支持。②加强运动:较好的运动方式是低等强度或中等强度的等张运动,可根据年龄及身体状况选择慢跑或步行,一般每周3～5次,每次30～60分钟。

2.饮食与体重控制

(1)减轻体重:尽量将体质指数(BMI)控制在<24 kg/m²。体重降低对改善胰岛素抵抗、糖尿病、高脂血症和左心室肥厚均有益。

(2)减少钠盐摄入:每天食盐量不超过6 g。

(3)补充钙和钾盐:多食新鲜蔬菜、牛奶可补充钙和钾。每人每天吃新鲜蔬菜400～500 g,喝牛奶500 mL,可以补充钾1 000 mg和钙400 mg。

(4)减少脂肪摄入:膳食中脂肪量应控制在总热量的25%以下。

(5)限制饮酒:每天饮酒量不可超过相当于50 g乙醇的量。

（三）用药护理

1.血压控制目标值

目前一般主张血压控制目标值应<90/140 mmHg。对于老年收缩期高血压患者,收缩压控制在150 mmHg以下,如果能耐受可降至140 mmHg。

2.降压药物应用原则

(1)小剂量开始,逐步增加剂量。

(2)优先选择长效制剂。

(3)联合用药,以增加降压效果,减少不良反应。

(4)个体化:根据患者具体病情和耐受性等情况,选择适合患者的降压药。

3.用药指导

(1)告知有关降压药的名称、剂量、用法、作用及不良反应,嘱患者按时、按量服药。

(2)不能擅自突然停药,经治疗血压得到满意控制后,可逐渐减少剂量。如果突然停药,可导致血压突然升高;若冠心病患者突然停用β受体阻滞剂可诱发心绞痛、心肌梗死等。

(3)强调长期药物治疗的重要性,用降压药物使血压降至理想水平后,应继续服用维持量,以保持血压相对稳定。

4.观察药物不良反应

遵医嘱给予降压药物治疗,测量用药前后的血压以判断疗效,并观察药物的不良反应。如使用噻嗪类和袢利尿剂时应注意补钾,防止低钾血症;使用β受体阻滞剂时应注意患者心率,是否有心动过缓;钙通道阻滞剂硝苯地平有头痛、面色潮红、下肢水肿等不良反应,地尔硫草可致负性肌力作用和心动过缓;血管紧张素转换酶抑制剂可引起刺激性干咳及血管性水肿等不良反应。

(四)并发症护理

高血压急症是指原发性或继发性高血压患者,在某些诱因作用下,血压突然和明显升高(一般＞120/180 mmHg),并伴有进行性心、脑、肾等重要靶器官功能不全的表现。

(1)避免诱因:避免情绪激动、过劳和寒冷刺激。必须按医嘱服用降压药,不可擅自增减药量,更不可突然停药,以免血压突然升高。

(2)高血压急症时患者应绝对卧床休息,抬高床头,避免一切不良刺激和不必要的活动。稳定患者情绪,必要时用镇静剂。保持呼吸道通畅,吸氧。迅速建立静脉通路,遵医嘱尽早应用降压药物,用药过程注意监测血压变化,避免出现血压骤降。初始阶段血压控制的目标为平均动脉压的降低幅度不超过治疗前水平的25%,在其后2～6小时内将血压降至安全水平,一般为100/160 mmHg。如果临床情况稳定,在之后的24～48小时逐渐降低血压至正常水平。特别是应用硝普钠和硝酸甘油时,应严格遵医嘱控制滴速,密切观察药物的不良反应。

（3）定期监测血压，严密观察病情变化，发现血压急剧升高、剧烈头痛、呕吐、大汗、视物模糊、面色及神志改变、肢体运动障碍等症状，立即通知医师。一旦发生高血压急症，应立即卧床休息，抬高床头，避免一切不良刺激和不必要的活动，协助生活护理，稳定患者及家属情绪，必要时按医嘱用镇静药。吸氧，保持呼吸道通畅，持续心电血压监护。

（五）病情观察

（1）血压及症状监测：观察患者血压改变，必要时进行动态血压监测。评估患者头痛、头晕程度，持续时间，是否伴有眼花、耳鸣、恶心、呕吐等症状。

（2）严密观察有无呼吸困难、咳嗽、咳泡沫痰、突发胸骨后疼痛等心脏受损的表现；观察头痛性质、精神状态、视力、语言能力、肢体活动障碍等急性脑血管疾病的表现；观察有无尿量变化、有无水肿以及肾功能检查结果是否异常。

（3）防止低血压反应，避免受伤：①定时测量患者的血压并做好记录，患者有头晕、眼花、耳鸣、视物模糊等症状时，应嘱患者卧床休息，协助其如厕或活动，防止发生意外。②告诉患者直立性低血压的表现为乏力、头晕、心悸、出汗、恶心、呕吐等，在联合用药、服首剂药物或加量时应特别注意。③指导患者改变体位时动作宜缓慢，以防发生急性低血压反应。④避免用过热的水洗澡或蒸气浴，防止周围血管扩张导致晕厥。

（六）健康指导

1.疾病知识指导

让患者了解控制血压的重要性和终身治疗的必要性。教会患者正确测量血压的方法，指导患者调整心态，避免情绪激动，以免诱发血压增高。

2.生活方式指导

负面情绪可使血压升高，应指导患者自我调节，减轻精神压力，避免情绪激动、紧张，保持健康的心理状态。学会自我调整，保持乐观情绪，家属也应给予患者理解、宽容与支持。

3.指导患者正确服用药物

强调长期药物治疗的重要性。告知有关降压药物的名称、剂量、用法、作用及不良反应，并提供书面材料。指导患者不能擅自突然停药，经治疗血压得到满意控制后，可以逐渐减少剂量。

4.合理安排运动量

根据患者年龄和血压水平选择适宜的运动方式，运动强度因人而异，常用的运动强度指标为运动时最大心率＝170－年龄,运动频率一般每周 3～5 次,每次持续 30～60 分钟。注意劳逸结合,运动强度、时间和频率以不出现不适反应为度,避免竞技性和力量性运动。

5.定期复诊

教会患者或家属正确测量血压并记录,定期到门诊复查,病情变化时立即就医。

第二节 呼吸衰竭

呼吸衰竭是指各种原因引起的肺通气和(或)换气功能严重障碍,使静息状态下亦不能维持足够的气体交换,导致低氧血症伴(或不伴)高碳酸血症,进而引起一系列病理生理改变和相应临床表现的综合征。其临床表现缺乏特异性,明确诊断有赖于动脉血气分析:在海平面、静息状态、呼吸空气条件下,动脉血氧分压(PaO_2)＜60 mmHg,伴或不伴二氧化碳分压($PaCO_2$)＞50 mmHg,即可诊断为呼吸衰竭。治疗原则包括治疗原发病、保持气道通畅、恰当氧疗等。

一、病因及发病机制

(一)病因

临床常见的病因包括:①呼吸系统疾病,如上呼吸道梗阻、气管-支气管炎、支气管哮喘、呼吸道肿瘤等引起气道阻塞,导致通气不足或伴有气体分布不匀,引起通气/血流比例失调;肺组织病变,如肺部感染、重症肺结核、肺气肿、弥漫性肺纤维化、肺水肿、急性呼吸窘迫综合征(ARDS)、硅肺等导致有效呼吸面积减少,肺顺应性下降;胸廓病变,如胸廓畸形、外伤、手术创伤、气胸和大量胸腔积液等影响换气功能;肺血管疾病,如肺血管栓塞、肺毛细血管瘤等引起通气/血流比例失调。②神经系统及呼吸肌病变,如脑血管病变、脑炎、脑外伤、药物中毒、电击等直接或间接抑制呼吸中枢;脊髓灰质炎、多发性神经炎、重症肌无力等引起呼吸肌无力和麻痹,导致呼吸动力下降进而引起通气不足。

(二)发病机制

缺氧和二氧化碳潴留发生的主要机制为肺泡通气量不足,通气/血流比例失调,以及气体弥散障碍。

1.肺泡通气不足

慢性阻塞性肺疾病(COPD)可引起气道阻力增加,呼吸动力减弱,生理无效腔增加,最终导致肺泡通气不足。肺泡通气不足引起缺氧和二氧化碳潴留。

2.通气/血流比例失调

通气/血流比例失调是造成低氧血症最常见的原因。正常每分钟肺泡通气量(V)为 4 L,肺毛细血管血流量(Q)为 5 L,两者之比(V/Q)在正常情况下应保持在 0.8,才能保证有效的气体交换。若 V/Q<0.8,则静脉血不能充分氧合,形成肺动-静脉分流;若 V/Q>0.8,吸入气体则不能与血液进行有效的气体交换,即生理无效腔增多。V/Q 失调通常只引起缺氧而无二氧化碳潴留。

3.弥散障碍

肺内气体交换是通过弥散过程来实现的。弥散过程受多种因素影响,如弥散面积、肺泡膜的厚度、气体的弥散能力、气体分压差等。氧的弥散能力仅为二氧化碳的 1/20,故弥散障碍主要影响氧的交换,产生单纯缺氧。

(三)呼吸衰竭对机体的影响

呼吸衰竭时发生的低氧血症和高碳酸血症,通常先引起各系统器官功能和代谢发生一系列代偿适应反应,以改善组织的供氧,调节酸碱平衡和适应已经发生改变的内环境。当呼吸衰竭进入严重阶段时,则出现代偿不全,表现为各系统器官严重的功能和代谢紊乱直至衰竭。

1.对中枢神经系统的影响

(1)缺氧对中枢神经系统的影响:脑组织耗氧量大,占全身耗氧量的 20%～25%,全身各组织器官的细胞中,脑细胞对缺氧最为敏感。①通常完全停止供氧 4～5 分钟可引起不可逆的脑损害。②PaO_2 降至 60 mmHg,可引起注意力不集中、视力下降和智力减退。③降至 40～50 mmHg 可致头痛、烦躁不安、定向力和记忆力障碍、精神错乱、嗜睡、谵妄等。④低于 30 mmHg 可引起意识丧失,甚至昏迷。⑤低于 20 mmHg 数分钟可致神经细胞不可逆性损伤。

(2)二氧化碳增加对中枢神经系统的影响:①轻度二氧化碳增加,对皮质下层刺激加强,间接引起皮质兴奋;②二氧化碳潴留可影响脑细胞代谢,降低脑细胞兴奋性,抑制大脑皮质活动,使中枢神经处于麻醉状态(又称二氧化碳麻醉)。

(3)肺性脑病:由于缺氧和二氧化碳潴留导致的神经精神障碍综合征。缺氧和二氧化碳潴留均会使脑血管扩张,血流量增加。严重缺氧会引起脑间质和脑细胞内水肿,导致颅内压增高,继而加重组织缺氧而造成恶性循环。

2.对呼吸系统的影响

缺氧对呼吸的影响远较二氧化碳潴留小。缺氧主要通过颈动脉窦和主动脉体化学感受器的反射作用刺激通气,若缺氧加重缓慢,则这种反射的反应迟钝。二氧化碳是强有力的呼吸中枢兴奋剂,吸入二氧化碳浓度增加时,通气量明显增加,二氧化碳过分升高时,呼吸中枢受抑制,通气量反而下降。慢性高碳酸血症患者通气量增加不明显,则与呼吸中枢反应迟钝、肾功能的代偿,使 pH 未能明显下降有关。呼吸衰竭可导致:①缺氧对呼吸中枢产生的直接作用是抑制作用,$PaO_2 < 30$ mmHg,抑制作用占优势;$PaO_2 < 60$ mmHg,主要通过颈动脉窦和主动脉体化学感受器,反射性兴奋呼吸中枢,但若缺氧缓慢加重,反射作用会较迟钝。②二氧化碳是强有力的呼吸中枢兴奋剂,$PaCO_2$ 轻度增加时,通气量可明显增加,但 $PaCO_2 > 80$ mmHg,会对呼吸中枢产生抑制和麻醉作用。

3.对循环系统的影响

缺氧和二氧化碳潴留均可刺激心脏,使心率加快、心排血量增加、血压上升,引起肺动脉收缩、肺循环阻力增加,导致肺动脉高压、右心负荷加重。急性严重缺氧或酸中毒可引起严重心律失常或心脏骤停;长期慢性缺氧可导致心肌纤维化、心肌硬化。$PaCO_2$ 轻、中度升高,使浅表毛细血管和静脉扩张,使部分肌肉、肾和脾血管收缩,因此患者四肢红润、温暖、多汗。

4.对消化系统和肾功能的影响

缺氧可损害肝细胞,使谷丙转氨酶升高,随着缺氧的纠正,肝功能可逐渐恢复正常。轻度缺氧和二氧化碳潴留会扩张肾血管,增加肾血流量和肾小球滤过率,使尿量增多,但当 PaO_2 为 40 mmHg 时,肾血流量减少,肾功能受到抑制。当 $PaCO_2 > 65$ mmHg 时,pH 明显下降,肾血管痉挛,肾血流量减少、尿量减少。若及时治疗,随呼吸功能的好转,肾功能可以恢复。

5.对酸碱平衡和电解质的影响

严重缺氧抑制细胞的能量代谢,产生大量乳酸和无机磷,导致代谢性酸中毒。由于能量不足,引起钠泵功能障碍,使钾离子由细胞内转移到血液和组织间隙,钠离子和氢离子进入细胞内,造成细胞内酸中毒和高钾血症。急性二氧化碳潴留加重酸中毒,血 pH 下降;慢性呼吸衰竭因二氧化碳潴留发生缓慢,由于机体的代偿作用,血 pH 减低不明显。

二、分类

(一)按照动脉血气分析结果分类

包括:①Ⅰ型呼吸衰竭。$PaO_2 < 60$ mmHg,$PaCO_2$ 降低或正常,见于换气

功能障碍的疾病。②Ⅱ型呼吸衰竭。$PaO_2 < 60$ mmHg,伴 $PaCO_2 > 50$ mmHg,是肺泡通气不足所致,若还伴有换气功能障碍,则缺氧更为严重。

(二)按照起病急缓分类

表现为:①急性呼吸衰竭。某些突发致病因素使通气和(或)换气功能迅速出现严重障碍,在短时间内发展为呼吸衰竭,如不及时抢救将危及生命。②慢性呼吸衰竭。由于呼吸和神经肌肉系统的慢性疾病,导致呼吸功能损害逐渐加重,经较长时间发展为呼吸衰竭。

(三)按照发病机制分类

按发病机制可分为 2 类。①泵衰竭:由呼吸泵(驱动或制约呼吸运动的神经、肌肉及胸廓)功能障碍引起,主要表现为Ⅱ型呼吸衰竭。②肺衰竭:由肺组织、气道阻塞和肺血管病变引起,主要表现为Ⅰ型呼吸衰竭。

三、临床表现

除呼吸衰竭原发病的症状和体征外,主要是缺氧和二氧化碳潴留引起的呼吸困难和多脏器功能障碍。

(一)呼吸困难

急性呼吸衰竭早期表现为呼吸频率加快,重者出现"三凹征";中枢性呼吸衰竭表现为潮式呼吸或间歇呼吸等;慢性呼吸衰竭轻者表现为呼吸费力伴呼气延长,重者表现为呼吸浅快;并发二氧化碳麻醉时转为浅慢呼吸或潮式呼吸。

(二)发绀

发绀是缺氧的典型症状,当动脉血氧饱和度(SaO_2)< 90%时,可在口唇、甲床等处出现发绀。因发绀的程度与还原血红蛋白含量相关,故伴有严重贫血或出血者,发绀可不显露,而 COPD 的患者,由于红细胞数量增多,发绀则更明显。

(三)精神神经症状

慢性呼吸衰竭的精神症状不如急性呼吸衰竭明显,多表现为智力或定向功能障碍。由于缺氧早期脑血管扩张、血流量增加,可出现搏动性头痛,继而出现注意力分散,智力或定向力减退;随着缺氧程度的加重,患者可逐渐出现烦躁不安、神志恍惚,进而嗜睡、昏迷。二氧化碳潴留常表现出先兴奋后抑制的症状,兴奋症状包括多汗、烦躁不安、白天嗜睡、夜间失眠等;二氧化碳潴留加重时,中枢神经系统则表现出抑制作用,患者出现神志淡漠、肌肉震颤或扑翼样震颤、间歇抽搐、昏睡、昏迷等症状,称为"肺性脑病"。

(四)循环系统表现

二氧化碳潴留使外周浅表静脉充盈、皮肤充血、温暖多汗。早期由于心排血量增多,患者可出现心率增快、血压升高;后期出现外周循环衰竭、血压下降、心率减慢和心律失常,同时由于长期的慢性缺氧和二氧化碳潴留引起肺动脉高压,患者可出现右心衰竭的症状。

(五)消化和泌尿系统表现

严重呼吸衰竭可损害肝、肾功能,出现应激性溃疡、上消化道出血。

四、实验室及辅助检查

(一)实验室检查

1.血气分析

临床上,常以动脉血气分析结果作为诊断呼吸衰竭的重要依据。呼吸衰竭时,$PaO_2 < 60$ mmHg(正常值为 $80 \sim 100$ mmHg)、$PaCO_2 > 50$ mmHg(正常值为 $35 \sim 45$ mmHg)、动脉血氧饱和度(SaO_2)$< 75\%$(正常值为 97% 以上)。代偿性酸中毒或碱中毒时,pH 在正常范围;< 7.35 为失代偿性酸中毒,> 7.45 为失代偿性碱中毒。但 pH 异常不能说明是何种性质的酸碱失衡。剩余碱(BE)为机体代谢性酸碱失衡的定量指标,代谢性酸中毒时,BE 负值增大;代谢性碱中毒时,BE 正值增大。二氧化碳结合力(CO_2CP)可作为反映体内主要碱储备的指标,代谢性酸中毒或呼吸性碱中毒时 CO_2CP 降低,代谢性碱中毒或呼吸性酸中毒时 CO_2CP 升高。

2.电解质测定

呼吸性酸中毒合并代谢性酸中毒时有高钾血症。呼吸性酸中毒合并代谢性碱中毒时有低钾血症和低氯血症。

3.痰液检查

痰液涂片与细菌培养的检查结果,有利于确诊病因。

(二)影像学检查

胸部 X 线平片、CT 和放射性核素肺通气/灌注扫描、肺血管造影等有助于分析呼吸衰竭的原因。

(三)其他

肺功能检测有助于判断原发病的种类和严重程度,纤维支气管镜检查可以明确大气道情况、取得病理学证据。

五、主要护理诊断

(一)气体交换受损

与通气不足、肺内分流增加、通气/血流失调和弥散障碍有关。

(二)清理呼吸道无效

与呼吸道感染、分泌物过多或黏稠、咳嗽无力及大量液体和蛋白质漏入肺泡有关。

(三)焦虑

与呼吸窘迫、疾病危重以及对环境和事态失去自主控制有关。

(四)营养失调

低于机体需要量,与气管插管和代谢增高有关。

(五)语言沟通障碍

与建立人工气道、极度衰弱有关。

(六)潜在并发症

重要器官缺氧性损伤。

六、护理措施

(一)一般护理

1.病情观察

密切观察生命体征,注意呼吸状况、循环状况、意识状况以及消化系统、泌尿系统及精神神经症状,监测体液平衡状况、血气分析及电解质和酸碱平衡情况,及时发现肺性脑病及休克;注意尿量及粪便颜色,及时发现上消化道出血。病情严重者应转至 ICU,以便及时发现病情变化。

2.休息

急性呼吸衰竭患者应绝对卧床,保证患者充分休息。慢性呼吸衰竭患者能代偿时可下地活动。

3.保持呼吸道通畅

鼓励患者咳嗽、咳痰,更换体位,多饮水;危重患者定时翻身、拍背,帮助排痰,如建立人工气道者,应加强气道管理,适时吸痰;意识清楚者可遵医嘱雾化吸入。

4.遵医嘱合理氧疗

Ⅰ型呼吸衰竭患者给予较高浓度氧（＞35％），使 PaO_2 迅速升至 60～80 mmHg，或 SaO_2＞90％；Ⅱ型呼吸衰竭患者给予低浓度（＜35％）持续吸氧，使 PaO_2 控制在 60 mmHg，或 SaO_2 在 90％或略高。用氧过程中观察患者意识、发绀程度、尿量、呼吸、心率等变化。如意识转清楚、发绀减轻、尿量增多、心率减慢、呼吸正常、皮肤变暖，提示氧疗有效；如意识障碍加深或呼吸过度表浅、缓慢，提示二氧化碳潴留加重。

（二）饮食护理

鼓励患者进食营养丰富、高蛋白、高热量、高维生素、易消化食物，少量多餐，多吃新鲜水果、蔬菜，多饮水，增加纤维素，控制糖类，预防便秘引起的呼吸困难；不能进食者鼻饲饮食。

（三）用药护理

（1）使用呼吸兴奋剂时，保持呼吸道通畅，输入速度严格遵医嘱，不宜过快，用药后注意呼吸频率、幅度、意识及动脉血气分析变化，以便调节剂量，如出现恶心、呕吐、烦躁、面肌抽搐，及时通知医师。

（2）应用糖皮质激素患者警惕细菌和真菌二重感染，定期检查口腔黏膜有无真菌感染并给予相应处理。

（3）抗生素治疗时，为保证疗效，一定浓度的药液应在要求的时间内滴入。

（4）应用茶碱类药物时注意速度不宜过快，浓度不宜过高，密切观察是否出现恶心、呕吐、心律失常，甚至心室颤动的情况。

（5）禁用对呼吸有抑制作用的药物，如吗啡；烦躁不安、夜间失眠患者，慎用镇静剂，以免引起呼吸抑制。

（四）对症护理

1.低氧的护理

包括：①根据其基础疾病、呼吸衰竭的类型和缺氧的严重程度选择适当的给氧方法和 FiO_2。②常用鼻导管、鼻塞、面罩给氧或配合机械通气行气管内给氧。鼻导管和鼻塞法用于轻度和Ⅱ型呼吸衰竭的患者；简单面罩用于缺氧较严重的Ⅰ型呼吸衰竭和 ARDS 患者；无重复呼吸面罩用于有严重低氧血症、呼吸状态极不稳定的Ⅰ型呼吸衰竭和 ARDS 患者；文丘里面罩适用于 COPD 所致的呼吸衰竭，且能按需调节 FiO_2。③若呼吸困难缓解、神志转清、发绀减轻、心率减慢、尿量增多、皮肤转暖，提示氧疗有效。④若患者神志清楚、呼吸频率正常、发绀消失、精神好转、$PaO_2 > 60\ mmHg$、$PaCO_2 < 50\ mmHg$，可终止氧疗，停止吸氧前需由间断吸氧逐渐过渡到完全终止吸氧。

2.呼吸困难的护理

包括：①及时清除痰液，鼓励清醒患者用力咳痰，对于痰液黏稠患者，要加强雾化吸入，稀释痰液，定时协助咳嗽无力者翻身、拍背，以促进排痰；对昏迷患者可采取机械吸痰，保持呼吸道通畅；②遵医嘱应用支气管扩张剂，如氨茶碱等；③对病情重或昏迷患者行气管插管或气管切开，使用机械通气治疗。

（五）并发症护理

1.肺性脑病

早期表现为烦躁不安、答非所问、嗜睡，进而出现意识模糊、昏迷、大小便失禁等。密切观察生命体征、意识、皮肤黏膜、球结膜、尿量变化；危重患者取半卧位，定时翻身、拍背，协助排痰，备好吸痰器和抢救物品；建立人工气道者，做好人工气道护理。

2.消化道出血

观察呕吐物及粪便颜色、性状，判断有无消化道出血。如发现有消化道出血，应及时通知医师，采取相应措施。

（六）心理护理

患者由于呼吸困难致用力呼吸仍不能满足机体需要，表现出烦躁不安和焦虑或恐惧；特别是当由于通气障碍导致出现"二氧化碳麻醉"而采用机械通气，必须依赖他人提供帮助和照顾时，易出现情绪低落，甚至拒绝配合治疗及护理的情况；部分患者因昏迷而对外界环境全无反应。注意家属对患者的支持情况及家庭经济情况等。

（七）健康指导

1.疾病知识指导

向患者及家属讲解疾病的发生、发展和转归，根据患者的具体情况指导患者制订合理的活动与休息计划，教会患者避免氧耗量较大的活动，并在活动过程中增加休息。教会患者正确使用气雾剂的方法。

2.有效清理呼吸道

教会患者有效呼吸和咳嗽、咳痰技术，提高患者的自我护理能力，延缓肺功能恶化；指导并教会患者及家属合理家庭氧疗的方法及注意事项。

3.用药指导

告知患者药物、剂量、用法和注意事项。

4.饮食指导

饮食采取少量多餐,进高蛋白、高维生素、易消化的软食。

5.避免刺激

劝告戒烟,加强营养,提高机体抵抗力,积极预防上呼吸道感染和避免接触呼吸道刺激因素,如有感冒、咳嗽加剧、痰液增多等,及时就医,以免加重病情。

6.生活方式指导

注意保暖,季节交替和流感季节减少外出,少去公共场合。

第三节 肝 硬 化

肝硬化是一种由不同病因引起的慢性进行性弥漫性肝病。病理特点为广泛的肝细胞变性坏死、再生结节形成、结缔组织增生,致使正常肝小叶结构破坏和假小叶形成。临床可有多系统受累,主要表现为肝功能损害和门静脉高压,晚期出现消化道出血、肝性脑病、感染等严重并发症。在我国,肝硬化是常见疾病和主要死因之一。本病占内科总住院人数的 4.3%～14.2%。

一、病因及发病机制

(一)病因

引起肝硬化的病因很多,我国最为常见的是病毒性肝炎,国外则以酒精中毒居多。

1.病毒性肝炎

主要为乙型肝炎,其次为丙型肝炎,或乙型加丁型重叠感染,甲型和戊型一般不发展为肝硬化。

2.日本血吸虫病

我国长江流域血吸虫病流行区多见。反复或长期感染血吸虫病者,虫卵及其毒性产物在肝脏汇管区刺激结缔组织增生,导致肝纤维化和门静脉高压,称为血吸虫病性肝纤维化。

3.酒精中毒

长期大量饮酒者,乙醇及其中间代谢产物(乙醛)直接引起酒精性肝炎,并发展为肝硬化,酗酒所致的长期营养失调也对肝脏起一定损害作用。

4.药物或化学毒物

长期服用双醋酚丁、甲基多巴等药物,或长期反复接触磷、砷、四氯化碳等化学毒物,可引起中毒性肝炎,最终演变为肝硬化。

5.胆汁淤积

持续存在肝外胆管阻塞或肝内胆汁淤积时,高浓度的胆汁酸和胆红素损害肝细胞,导致肝硬化。

6.循环障碍

慢性充血性心力衰竭、缩窄性心包炎、肝静脉或下腔静脉阻塞等使肝脏长期淤血,肝细胞缺氧、坏死和结缔组织增生,最后发展为肝硬化。

7.遗传和代谢疾病

由于遗传性或代谢性疾病,某些物质或其代谢产物沉积于肝,造成肝损害,并可致肝硬化,如肝豆状核变性、血色病、半乳糖血症和 α_1-抗胰蛋白酶缺乏症。

8.营养失调

食物中长期缺乏蛋白质、维生素、胆碱等,以及慢性炎症性肠病,可引起营养不良和吸收不良,降低肝细胞对致病因素的抵抗力,成为肝硬化的直接或间接病因。

9.其他

此外,部分病例发病原因难以确定,称为隐源性肝硬化,其中部分病例与无黄疸型病毒性肝炎,尤其是丙型肝炎有关。自身免疫性肝炎可发展为肝硬化。

(二)发病机制

各种病因引起的肝硬化,其病理变化和发展演变过程是基本一致的。主要特征为广泛肝细胞变性坏死,结节性再生,且有结缔组织弥漫性增生及假小叶形成,导致肝内血管扭曲、受压甚至闭塞,血管床缩小,血液循环障碍。严重的肝内循环障碍一方面可加重肝细胞营养障碍,促使肝硬化病变进一步加重;另一方面也形成了门静脉高压的病理基础。门静脉压力升高、血浆胶体渗透压下降、有效循环血容量不足等因素导致机体水、钠潴留而形成肝硬化腹水。

二、临床表现

肝硬化的病程发展通常比较缓慢,可隐伏3～5年或更长时间。临床上分为肝功能代偿期和失代偿期。

(一)代偿期

早期症状轻,以乏力、食欲缺乏为主要表现,可伴有恶心、厌油腻、腹胀、上腹隐痛及腹泻等。症状常因劳累或伴发病而出现,经休息或治疗可缓解。患者营养状况一般或消瘦,肝轻度大,质地偏硬,可有轻度压痛,脾轻至中度大。肝功能多在正常范围内或轻度异常。

(二)失代偿期

主要为肝功能减退和门静脉高压所致的全身多系统症状和体征。

1.肝功能减退的临床表现

(1)全身症状和体征:一般状况与营养状况均较差,乏力、消瘦、不规则低热、面色灰暗黝黑(肝病面容)、皮肤干枯粗糙、水肿、舌炎、口角炎等。

(2)消化道症状:食欲减退甚至畏食、进食后上腹饱胀不适、恶心、呕吐,稍进油腻肉食易引起腹泻,因腹水和胃肠积气而腹胀不适。肝细胞有进行性或广泛性坏死时可出现黄疸。

(3)出血倾向和贫血:常有鼻出血、牙龈出血、皮肤紫癜和胃肠出血等倾向,是肝合成凝血因子减少、脾功能亢进和毛细血管脆性增加所致。贫血可因缺铁、缺乏叶酸和维生素 B_{12}、脾功能亢进等因素引起。

(4)内分泌失调:①雌激素增多、雄激素和糖皮质激素减少,肝对雌激素的灭活功能减退,故体内雌激素增多。雌激素增多时,通过负反馈抑制腺垂体分泌促性腺激素及促肾上腺皮质激素的功能,致雄激素和肾上腺糖皮质激素减少。雌激素与雄激素比例失调,男性患者常有性欲减退、睾丸萎缩、毛发脱落及乳房发育;女性患者可有月经失调、闭经、不孕等。部分患者出现蜘蛛痣,主要分布在面颈部、上胸、肩背和上肢等上腔静脉引流区域;手掌大小鱼际和指端腹侧部位皮肤发红称为肝掌。肾上腺皮质功能减退,表现为面部和其他暴露部位皮肤色素沉着。②醛固酮和抗利尿激素增多、肝功能减退时对醛固酮和抗利尿激素的灭活作用减弱,致体内醛固酮及抗利尿激素增多。醛固酮作用于远端肾小管,使钠重吸收增加;抗利尿激素作用于集合管,使水的重吸收增加。水钠潴留导致尿少、水肿,并促进腹水形成。

2.门静脉高压的临床表现

(1)脾大:门静脉高压致脾静脉压力增高,脾淤血而肿大,一般为轻、中度大,有时可为巨脾。上消化道大量出血时,脾脏可暂时缩小,待出血停止并补足血容量后,脾脏再度增大。晚期脾大常伴有对血细胞破坏增加,使外周血中白细胞、红细胞和血小板数量减少,称为脾功能亢进。

(2)侧支循环的建立和开放:正常情况下,门静脉系与腔静脉系之间的交通支很细小,血流量很少。门静脉高压形成后,来自消化器官和脾脏的回心血液流经肝脏受阻,使门腔静脉交通支充盈扩张,血流量增加,建立起侧支循环。临床上重要的侧支循环:①食管下段和胃底静脉曲张,主要是门静脉系的胃冠状静脉和腔静脉系的食管静脉、奇静脉等开放,常在恶心、呕吐、咳嗽、负重等使腹内压突然升高,或因粗糙食物机械损伤、胃酸反流腐蚀损伤时,导致曲张静脉破裂出血,出现呕血、黑粪及休克等表现。②腹壁静脉曲张,由于脐静脉重新开放,与附脐静脉、腹壁静脉等连接,在脐周和腹壁可见迂曲静脉以脐为中心向上腹壁及下腹壁延伸。③痔核形成,为门静脉系的直肠上静脉与下腔静脉系的直肠中、下静脉吻合扩张形成,破裂时引起便血。

(3)腹水:是肝硬化肝功能失代偿期最为显著的临床表现。腹水出现前,常有腹胀,以饭后明显。大量腹水时腹部隆起,腹壁绷紧发亮,患者行动困难,可发生脐疝,膈抬高,出现呼吸困难、心悸。部分患者伴有胸腔积液。腹水形成的因素有:①门静脉压力增高:使腹腔脏器毛细血管床静水压增高,组织间液回吸收减少而漏入腹腔。②低清蛋白血症:指血浆清蛋白<30 g/L,肝功能减退使清蛋白合成减少及蛋白质摄入和吸收障碍,低清蛋白血症时血浆胶体渗透压降低,血管内液外渗。③肝淋巴液生成过多:肝静脉回流受阻时,肝内淋巴液生成增多,超过胸导管引流能力,淋巴管内压力增高,使大量淋巴液自肝包膜和肝门淋巴管渗出至腹腔。④抗利尿激素及继发性醛固酮增多,引起水钠重吸收增加。⑤肾脏因素:有效循环血容量不足致肾血流量减少,肾小球滤过率降低,排钠和排尿量减少。

3.肝脏情况

早期肝脏增大,表面尚平滑,质中等硬;晚期肝脏缩小,表面可呈结节状,质地坚硬;一般无压痛,但在肝细胞进行性坏死或并发肝炎和肝周围炎时可有压痛与叩击痛。

(三)并发症

1.上消化道出血

上消化道出血为本病最常见的并发症。由于食管下段或胃底静脉曲张破裂,引起突然大量的呕血和黑便,常引起出血性休克或诱发肝性脑病,病死率高。

2.感染

由于患者抵抗力低下、门腔静脉侧支循环开放等因素,增加细菌入侵繁殖机会,易并发感染,如肺炎、胆道感染、大肠埃希菌败血症、自发性腹膜炎等。自发性腹膜炎指无任何邻近组织炎症的情况下发生的腹膜和(或)腹水的细菌性感染。其主要原因是肝硬化时单核-吞噬细胞的噬菌作用减弱,肠道内细菌异常繁殖并经由肠壁进入腹膜腔,以及带菌的淋巴液漏入腹腔引起感染,致病菌多为革兰氏阴性杆菌。患者可出现发热、腹痛、腹胀、腹膜刺激征、腹水迅速增长或持续不减,少数病例发生中毒性休克。

3.肝性脑病

各型肝硬化,特别是肝炎后肝硬化是引起肝性脑病最常见的原因。部分可由改善门静脉高压的门体分流术引起。小部分肝性脑病见于重症病毒性肝炎、中毒性肝炎和药物性肝炎的急性或暴发性肝衰竭阶段。少数还可由原发性肝癌、妊娠期急性脂肪肝、严重胆道感染等引起。肝性脑病特别是门体分流性脑病常有明显的诱因,常见的有上消化道出血、高蛋白饮食、大量排钾利尿和放腹水、催眠镇静药和麻醉药、便秘、感染、尿毒症、低血糖、外科手术等。一般根据意识障碍程度、神经系统表现和脑电图改变,将肝性脑病由轻到重分为四期。

(1)一期(前驱期):轻度性格改变和行为异常,如欣快激动或淡漠少言、衣冠不整或随地排便。应答尚准确,但吐字不清楚且较缓慢。可有扑翼样震颤,即嘱患者两臂平伸,肘关节固定,手掌向背侧伸展,手指分开时,可见到手向外侧偏斜,掌指关节、腕关节甚至肘与肩关节急促而不规则地扑击样抖动。脑电图多数正常。此期历时数天或数周,有时症状不明显,易被忽视。

(2)二期(昏迷前期):以意识错乱、睡眠障碍、行为异常为主要表现,前一期的症状加重。定向力和理解力均减退,对时间、地点、人物的概念混乱,不能完成简单的计算和智力构图,言语不清、书写障碍、举止反常,并多有睡眠时间倒错;昼睡夜醒,甚至有幻觉、恐惧、狂躁而被视为一般精神病。患者有明显神经体征,如腱反射亢进、肌张力增高、踝阵挛及巴宾斯基征阳性等。此期扑翼样震颤存在,脑电图有特异性异常。患者可出现不随意运动及运动失调。

(3)三期(昏睡期):以昏睡和精神错乱为主,大部分时间患者呈昏睡状态,但可以唤醒,醒时尚可应答,但常有神志不清和幻觉。各种神经体征持续或加重,肌张力增高,四肢被动运动常有抵抗力,锥体束征常阳性。扑翼样震颤仍可引出,脑电图有异常波形。

(4)四期(昏迷期):神志完全丧失,不能唤醒。浅昏迷时,对疼痛等强刺激尚有反应,腱反射和肌张力仍亢进,由于患者不能合作,扑翼样震颤无法引出;深昏迷时,各种反射消失,肌张力降低,瞳孔常散大,可出现阵发性惊厥、踝阵挛和换气过度。脑电图明显异常。

4.原发性肝癌

肝硬化患者短期内出现肝脏迅速增大、持续性肝区疼痛、腹水增多且为血性、不明原因的发热等,应考虑并发原发性肝癌,需作进一步检查。

5.功能性肾衰竭

又称肝肾综合征,表现为少尿或无尿、氮质血症、稀释性低钠血症和尿钠降低,但肾无明显器质性损害。主要由于肾血管收缩和肾内血液重新分布,导致肾皮质血流量和肾小球滤过率下降等因素。

6.电解质和酸碱平衡紊乱

出现腹水和其他并发症后患者电解质紊乱趋于明显,常见的如:①低钠血症。长期低钠饮食致原发性低钠,长期利尿和大量放腹水等致钠丢失,抗利尿激素增多使水潴留超过钠潴留而致稀释性低钠。②低钾低氯血症与代谢性碱中毒。进食少、呕吐、腹泻、长期应用利尿剂或高渗葡萄糖液、继发性醛固酮增多等可引起低钾低氯,而低钾低氯血症可致代谢性碱中毒,诱发肝性脑病。

三、实验室及辅助检查

(一)实验室检查

1.血常规

代偿期多正常,失代偿期常有不同程度的贫血。脾功能亢进时白细胞和血小板计数亦减少。

2.尿常规

代偿期正常,失代偿期可有蛋白尿、血尿和管型尿。有黄疸时可有胆红素、尿胆原增加。

3.肝功能试验

代偿期正常或轻度异常,失代偿期多有异常。重症患者血清胆红素增高,胆固醇酯低于正常。转氨酶轻、中度增高,一般以 ALT(GPT)增高较显著,但肝细胞严重坏死时则 AST(GOT)活力常高于 ALT。血清总蛋白正常、降低或增高,但清蛋白降低,球蛋白增高,清蛋白/球蛋白比例降低或倒置;在血清蛋白电泳中,清蛋白减少,r球蛋白显著增高。凝血酶原时间有不同程度延长。因纤维组织增生,血清Ⅲ型前胶原肽(PⅢP)、透明质酸等常显著增高。肝储备功能试验如氨基比林、吲哚菁绿(ICG)清除试验示不同程度潴留。

4.免疫功能检查

血清 IgG 显著增高；T 淋巴细胞数常低于正常；可出现抗核抗体、抗平滑肌抗体等非特异性自身抗体；病毒性肝炎导致肝硬化者，乙型、丙型或乙型加丁型肝炎病毒标记可呈阳性反应。

5.腹水检查

一般为漏出液，并发自发性腹膜炎、结核性腹膜炎或癌变时腹水性质发生相应变化。

(二)影像学检查

1.X 线钡餐

食管、胃肠钡餐检查时可发现食管静脉曲张者钡剂在黏膜上分布不均，显示虫蚀样或蚯蚓状充盈缺损，纵行黏膜皱襞增宽；胃底静脉曲张时钡剂呈菊花样充盈缺损。

2.超声诊断

超声显像可显示肝大小和外形改变，脾大，门静脉高压症时可见门静脉、脾静脉直径增宽，有腹水时可见液性暗区。

3.CT、MRI

CT 对肝硬化合并原发性肝癌的诊断价值高于 B 超，当诊断仍有疑问时，可配合 MRI 检查。可显示肝、脾形态改变，腹水。放射性核素检查可见肝摄取核素稀疏，脾核素浓集等。

4.血管造影检查

腹腔动脉造影的静脉相或直接肝静脉造影，可使门静脉系统和肝静脉显影，以确定静脉受阻部位及侧支回流情况。

(三)内镜检查

纤维胃镜可确定有无食管胃底静脉曲张、判断出血部位和病因，并进行止血治疗。腹腔镜检查可直接观察肝、脾等改变，还可对病变明显处做穿刺活组织检查。

四、主要护理诊断

(一)营养失调

低于机体需要量，与肝功能减退、门静脉高压引起食欲减退、消化和吸收障碍有关。

(二)体液过多

与肝功能减退、门静脉高压引起水钠潴留有关。

(三)活动无耐力

与肝功能减退、大量腹水有关。

(四)有皮肤完整性受损的危险

与营养不良、水肿、皮肤干燥、瘙痒、长期卧床有关。

(五)潜在并发症

上消化道出血、肝性脑病。

(六)焦虑

与担心疾病预后、经济负担等有关。

五、护理措施

本病重点的护理措施是指导合理休息与饮食,严密观察病情变化,预防并发症的发生。

(一)一般护理

1.休息与活动

代偿期患者应适当减少活动,以不感到疲劳为原则;失代偿期患者以卧床休息为主。有明显腹水时应取半卧位或坐位,以改善患者的呼吸状况;肢体水肿者,可抬高下肢,以利于静脉回流,减轻水肿。

2.饮食护理

饮食原则为高热量、高蛋白、高维生素、低脂肪、易消化饮食,但应根据病情变化而及时更改。①热量以碳水化合物为主,维持摄入 2～3 kcal/d。②蛋白质应保证其摄入量在 1～1.5 g/(kg·d),以鸡蛋、牛奶、鱼、鸡肉、猪瘦肉为主,肝功能严重受损及分流术术后患者,应限制蛋白质及含氮食物的摄入,病情好转后可逐渐增加蛋白质摄入量,但应以植物蛋白为主。③有食管静脉曲张者应进无渣饮食,食物应以菜泥、肉末、汤类为主,禁食坚硬、粗糙、带刺及辛辣煎炸食物,药物应磨成粉末,进食时应细嚼慢咽,告诫患者戒烟酒。④腹水患者限制水、钠的摄入。⑤指导患者养成规律进食的习惯,少量多餐。⑥鼓励进食,增加摄入。⑦经常评估患者饮食和营养状况。

（二）病情观察

准确记录 24 小时液体出入量,定期测腹围和体重,观察腹水和下肢水肿消长情况。密切监测血清电解质和酸碱变化。注意有无呕血、黑粪,有无精神异常,有无腹痛、腹胀、发热及短期内腹水迅速增加,有无少尿、无尿等表现,及时发现并发症。

（三）用药护理

应用利尿剂时利尿速度不宜过快,每天体重减轻不宜超过 0.5 kg,注意保持水、电解质和酸碱平衡。服用秋水仙碱时应注意胃肠道反应和粒细胞减少等不良反应。指导患者遵医嘱用药,避免用药不当加重肝功能损害。

（四）腹水患者的护理

限钠饮食和卧床休息是腹水治疗的基础。

1.体位

轻度腹水尽量取平卧位,大量腹水患者取半卧位,同时应避免腹内压突然剧增的因素,如剧烈咳嗽、打喷嚏、便秘等。可指导患者抬高下肢以减轻水肿;阴囊水肿者可用托带托起阴囊,以利于水肿消退。

2.限制钠、水摄入

钠摄入量限制在 60～90 mmol/d(相当于食盐 1.5～2 g/d);进水量限制在 1 000 mL/d左右。嘱患者少食咸肉、酱菜、酱油等高钠食物。

3.定期监测腹围和体重

每天测腹围 1 次,每周测体重 1 次。腹围测定部位做标记,注意每次在同一时间、采取同一体位、在相同部位测量。

4.协助腹腔穿刺放积液或积液浓缩回输

对大量腹水引起呼吸困难、心悸,且利尿效果不佳者可酌情放积液和积液浓缩回输,后者可减少蛋白质丢失。术前告知患者注意事项,取得患者配合,测量生命体征、腹围,并嘱患者排尿以免损伤膀胱;术中注意观察有无不良反应;术毕观察患者生命体征、腹水量、性质和颜色,保持穿刺局部清洁、干燥,用腹带束缚降低腹腔压力,标本及时送检,做好记录。

（五）并发症的观察与护理

1.上消化道出血

注意观察患者呕吐物及大便情况,如果出现呕血、便血或大便及呕吐物潜血阳性,应警惕上消化道出血的发生。

上消化道大出血时患者取平卧位并将下肢略抬高，以保证脑部供血。呕吐时头偏向一侧，避免呕血误入呼吸道引起窒息；必要时负压吸引清除气道内的分泌物，保持呼吸道通畅。给予氧气吸入。

急性大出血伴恶心、呕吐者应禁食，少量出血无呕吐者，可进食温凉、清淡的流质饮食，这对消化性溃疡患者尤为重要，因进食可减少胃收缩运动并可中和胃酸，促进溃疡愈合。出血停止后改为营养丰富、易消化、无刺激性半流质软食，少量多餐，细嚼慢咽，逐步过渡到正常饮食。

立即建立静脉通路，遵医嘱补充血容量，给予止血、抑制胃酸分泌等药物，观察药物疗效和不良反应。严格遵医嘱用药，熟练掌握所用药物的药理作用、注意事项及不良反应，如滴注垂体后叶素止血时速度不宜过快，以免引起腹痛、心律失常和诱发心肌梗死等。遵医嘱补钾、输血及其他血液制品。肝病患者禁用吗啡、巴比妥类药物；宜输入新鲜血，因库存血中含氨量高，易诱发肝性脑病。

2.肝性脑病

避免肝性脑病的诱因，如上消化道出血、高蛋白饮食、感染、便秘、应用麻醉剂和镇静催眠药及手术等；禁用肥皂水灌肠，可用生理盐水或弱酸性溶液（如食醋 1～2 mL 加入生理盐水 100 mL），使肠道 pH 保持为酸性；遵医嘱口服肠道抗生素，如新霉素或卡那霉素，以抑制肠道细菌繁殖，减少氨的产生；按医嘱补充富含支链氨基酸的制剂或溶液，以纠正支链/芳香族氨基酸比例失调；限制蛋白质摄入，以减少血氨的来源；便秘者予以口服乳果糖，促使肠道内氨的排出；密切观察患者意识及行为改变，发现嗜睡、精神欣快、行为反常及血氨升高等征象及时报告医师处理。

3.肝肾综合征

密切观察患者尿量变化、定期监测血钠。

4.电解质及酸碱失衡

动态监测血电解质及酸碱水平，并按医嘱补充电解质溶液等。

(六)皮肤护理

保持床铺干燥、平整。指导和协助患者定时变换体位，保护皮肤完整，可用气垫床缓解局部皮肤压力，预防压疮的发生。沐浴时水温不宜过高，不使用刺激性的沐浴液，沐浴后使用柔和的润肤品。黄疸患者皮肤瘙痒时，可外用炉甘石洗剂等止痒，嘱患者不搔抓皮肤以免引起皮肤破损、出血和感染。

(七)心理护理

患者可表现出焦虑、悲观、绝望等消极心理反应，护士应鼓励患者说出其内心的感受和忧虑,给予精神上的安慰和支持。详细解释疾病有关知识,使患者有充分的思想准备,提高其心理安全感。引导患者家属关心、支持患者。对表现出严重焦虑和抑郁的患者,应加强巡视并及时进行干预,以免发生意外。

(八)健康指导

1.疾病知识指导

应帮助患者和家属掌握本病的病因与诱因、临床表现和自我护理方法,指导患者积极治疗病毒性肝炎以防止肝硬化发生。告知患者上消化道出血的常见诱因及预防措施,注意合理饮食,避免干硬、粗糙及刺激性食物和损害肝脏的药物。避免引起腹压升高的因素,如咳嗽、打喷嚏、用力大便、提举重物等。教会患者及家属细心观察,早期识别肝性脑病、上消化道大出血等并发症的先兆表现,以便及早就医治疗。

2.生活指导

适当休息,避免过劳。指导患者保持乐观、稳定的心理状态,保证足够的休息和睡眠,生活起居有规律。指导家属给予患者精神支持和生活照顾。切实遵循饮食治疗的原则和计划,严格限制饮酒和吸烟,少进食粗糙食物并防止便秘。

3.用药指导

遵医嘱用药,教会患者和家属观察药物疗效和不良反应。

4.注意自身防护

注意保暖和个人卫生、预防感染;用软毛牙刷刷牙,避免牙龈出血;拔输液针头后延长按压时间;防外伤等。指导患者做好皮肤保护,沐浴时应避免水温过高,勿用有刺激性的护肤品;皮肤瘙痒者,勿用手抓挠,以免皮肤破损。告知患者出血后的基本处理方法。

5.定时复诊

详细告知定时复诊的时间及重要性、大出血等紧急就诊时的途径及方法。

第四节 肾 衰 竭

肾衰竭是指肾脏功能部分或全部丧失的病理状态。按其发作急缓分为急性肾衰竭和慢性肾衰竭两种。

一、急性肾衰竭

急性肾衰竭(ARF)是由于各种病因引起的短时间内(数小时或数天)肾功能突然下降而出现的临床综合征。主要表现为含氮代谢物蓄积,水、电解质和酸碱平衡失调及全身各系统并发症。常伴有少尿或无尿,但也可以无少尿表现。其常见的病因有:肾前性 ARF、肾性 ARF、肾后性 ARF。治疗原则以积极纠正可逆病因,维持酸碱平衡,预防并发症为主。

(一)病因及发病机制

1.病因

(1)肾前性 ARF 的病因:①血容量不足,如呕吐和腹泻,烧伤和大量出汗,应用利尿剂和渗透性利尿(糖尿病)。②心排血量降低,如心力衰竭和低心排血量综合征、全身血管扩张(应用血管扩张剂)。

(2)肾后性 ARF 的病因:尿路梗阻所致,如尿路结石、双侧肾盂积液、前列腺肥大和肿瘤、尿道狭窄。

(3)肾实质性 ARF 的病因:肾实质损害所致。①急性肾小管坏死:缺血、中毒、异常血红蛋白。②急性肾间质病变:过敏、感染、代谢异常和肿瘤。③肾小球和肾小管病变:急性和急进性肾炎、多发性小血管炎、肾皮质坏死。

2.发病机制

ARF 的发病机制尚未完全明了,一般认为不同病因、不同的病理损害类型,有其不同的发病机制,目前主要有以下解释。

(1)肾小管堵塞学说:肾小管堵塞致肾小囊内压增高,肾小球滤过停止。

(2)肾血流动力学改变:肾皮质缺血和肾髓质淤血致肾小球滤过减少和肾小管坏死。

(3)弥散性血管内凝血:严重感染或失血所致。

(二)临床表现

典型临床病程可分为 3 期。

1.起始期

此期患者常遭受一些已知急性肾小管坏死的病因,例如低血压、缺血、脓毒病和肾毒素等。但尚未发生明显的肾实质损伤。在此阶段 ARF 是可预防的。但随着肾小管上皮发生明显损伤,GFR 突然下降,ARF 综合征的临床表现变得明显,则进入维持期。

2.维持期

维持期又称少尿期,典型者可持续 7～14 天,长至 6 周,出现以下一系列尿毒症表现。

(1)ARF 的全身并发症。①消化系统症状:食欲减退、恶心、呕吐等,严重者可发生消化道出血。②呼吸系统症状:因容量负荷增大出现呼吸困难、咳嗽、憋气、胸痛等症状。③循环系统症状:因尿少和未控制饮水导致高血压、心力衰竭、肺水肿等。因毒素滞留、电解质紊乱、贫血及酸中毒引起各种心律失常及心肌病变。④神经系统症状:意识障碍、躁动、谵妄、抽搐、昏迷等尿毒症脑病症状。⑤血液系统症状:出血倾向及轻度贫血现象。⑥感染。⑦多脏器功能衰竭,病死率可高达 70%。

(2)水、电解质和酸碱平衡紊乱:高钾血症、代谢性酸中毒最为常见。①代谢性酸中毒:主要由酸性代谢产物排出减少引起,同时 ARF 常合并高分解代谢状态,又使酸性产物明显增多。②高钾血症:其发生与肾排钾减少、组织分解过快、酸中毒等因素有关。③低钠血症:由水潴留过多引起。

3.恢复期

尿量逐渐增多,每天可在 3 000～5 000 mL,持续 1～3 周或更长时间。少数患者可遗留不同程度的肾结构和功能缺陷。

(三)实验室及辅助检查

1.实验室检查

(1)血液检查:少尿期可有轻、中度贫血;血肌酐绝对值每天平均增加 44.2～88.4 μmol/L(0.5～1.0 mg/dL);血尿素氮每天可升高 3.6～10.7 mmol/L(10～30 mg/dL);血清钾浓度常＞5.5 mmol/L,可有低钠、低钙、高磷;血气分析提示代谢性酸中毒。

(2)尿液检查:尿常规检查尿蛋白多为＋～＋＋;尿沉渣可见肾小管上皮细胞,少许红、白细胞,上皮细胞管型,颗粒管型等;尿比重降低且固定,多在 1.015 以下;尿渗透浓度＜350 mOsm/(kg·H_2O);尿钠增高,多在 20～60 mmol/L。

2.影像学检查

尿路超声显像对排除尿路梗阻和慢性肾功能不全很有帮助。

3.活检

在排除肾前性 ARF 及肾后性 ARF 原因后,没有明确致病原因(肾缺血或肾毒素)的肾性 ARF 都有肾活检指征,包括肾小球肾炎、系统性血管炎、急进性肾炎及急性过敏性间质性肾炎。

(四)主要护理诊断

1.营养失调

低于机体需要量,与长期限制蛋白质摄入、消化吸收功能障碍等因素有关。

2.有皮肤完整性受损的危险

与体液过多致皮肤水肿、瘙痒、凝血机制异常、机体抵抗力下降有关。

3.潜在并发症

水、电解质紊乱、酸碱平衡失调。

4.有感染的危险

与机体免疫功能低下、白细胞功能异常、透析等有关。

(五)护理措施

1.一般护理

(1)卧床与休息:对于昏迷患者要采取保护措施,保证其卧床休息,并注意防止坠床。急性期应卧床休息,保持安静,以降低新陈代谢率,减少废物产生,减轻肾脏的负担。当尿量增加,病情好转时,可逐渐增加活动量。

(2)皮肤护理:注意保持衣被柔软、清洁、平整、干燥,清洁皮肤时动作轻柔,经常更换体位,防止压疮的发生。当发生下肢水肿时,注意保护皮肤,适当抬高。

(3)心理护理:ARF 病情发展快,病情重,患者常有焦虑、恐惧心理;护理人员应加强与患者沟通交流,关心、帮助和安慰患者,帮助患者早日走出震惊和伤感期,指导患者进行自我心理调整,保持健康心态,积极配合治疗,树立战胜疾病的信心。

(4)预防感染:尽量将患者安置在单人房间,做好病室的清洁消毒,避免与上呼吸道感染患者接触。保证室内整洁干净、空气清新。定期消毒很必要,对空气进行定期消毒,以避免患者受感染。对患者还要加强口腔护理,经常漱口,保持口腔清洁,避免口腔溃烂及口腔炎。同时防止皮肤感染,定时翻身,拍背。

2.饮食护理

(1)能进食者尽量利用胃肠道补充营养,以清淡流质或半流质食物为主。酌情限制水分、钠盐和钾盐摄入。早期应限制蛋白质摄入(高生物效价蛋白质 0.5 g/kg),重症 ARF 患者常有明显胃肠道症状,可先从胃肠道补充部分热量,以 2.2～4.4 kJ/d(500～1 000 kcal/d)为度。过快、过多补充食物多不能吸收,并导致腹泻。

(2)改善患者食欲:适当增加活动量,提供整洁、舒适的进餐环境和色、香、味俱全的食物,少量多餐。加强口腔护理,以减轻恶心、呕吐。

3.用药护理

在应用各种必需药物时,要做到及时准确,且要密切观察治疗效果。注意禁用对肾脏有毒的药物。严格执行静脉输液计划,输液过程中严密观察有无输液过多、过快引起肺水肿症状,并观察其他不良反应。

(1)呋塞米:呋塞米可扩张血管,降低肾小血管阻力,增加肾血流量和肾小球滤过率,并调节肾内血流分布,减轻肾小管和间质水肿。早期使用有预防 ARF 的作用。但大剂量呋塞米对肾实质可能有损害,过多依赖呋塞米拖延透析治疗,可增加并发症的发生,同时也增加呋塞米的耳毒性。

(2)甘露醇:甘露醇作为渗透性利尿药可应用于挤压伤患者以强迫性利尿,但对已确诊为 ARF 的少尿(无尿)患者应停用甘露醇,以免血容量过多,诱发心力衰竭和肺水肿。

(3)促红细胞生成素(EPO):由多种原因导致的 ARF 可伴有贫血,因此 EPO 在 ARF 治疗中日益广泛。但在用药过程中要注意避免高血压和血栓形成等并发症。

4.并发症护理

高钾血症是最严重的并发症之一,也是少尿期首位死因。患者可出现恶心、呕吐、四肢麻木、烦躁、胸闷等症状,并可发生房室传导阻滞、室性心动过缓等心律失常,严重可出现室颤或心搏骤停。最有效的治疗方法为血液透析或腹膜透析。

高钾血症是临床危急情况,在准备透析治疗前应予以急症处理:①伴代谢性酸中毒者可给予 5% 碳酸氢钠 250 mL 静脉滴注。②10% 葡萄糖酸钙 10 mL 静脉注射,以拮抗钾离子对心肌的毒性作用。③25% 葡萄糖液 500 mL 加胰岛素 16~20 U 静脉滴注,可促使葡萄糖和钾离子等转移至细胞内合成糖原。但 ARF 患者常因少尿需限制液体摄入,此方法常受限制。④钠型或钙型离子交换树脂 15~20 g 加入 25% 山梨醇溶液 100 mL 口服,每天 3~4 次。由于离子交换树脂作用较慢,故不能作为紧急降低血钾的治疗措施,但对预防和治疗轻度高钾血症有效。此外,还应限制饮食中含钾高的食物,纠正酸中毒,不输库存血,清除体外坏死组织。

5.病情观察

(1)严密观察患者有无体液过多的表现:①皮下有无水肿;②每天监测体重,若体重每天增加 0.5 kg 以上,提示补液过多;③血清钠浓度若偏低且无失盐,提示体液潴留;④正常中心静脉压为 $6\sim10$ cmH$_2$O($0.59\sim0.98$ kPa),提示体液过多;⑤胸部 X 线平片若显示肺充血征象,提示体液潴留;⑥出现心率快、呼吸急促和血压增高,如无感染征象,应怀疑体液过多。

(2)准确记录液体出入量:口服和静脉进入的液体量要逐项记录,尿量和异常丢失量如呕吐物、胃肠引流液、腹泻时粪便内水分等都需要准确测量,每天定时测体重以检查有无水肿加重。监测患者有无液体过多的表现:有无水肿;每天体重有无增加;血清钠浓度是否正常,若偏低且无失盐,提示液体潴留;正常中心静脉压为 $6\sim10$ cmH$_2$O($0.59\sim0.98$ kPa),若 >12 cmH$_2$O(1.17 kPa),提示体液过多;胸部 X 线片血管影有无异常,肺充血征象提示液体潴留;若无感染征象,出现心率快、呼吸加速、血压增高,应怀疑体液过多。少尿期应限制水、盐、钾、磷和蛋白质入量,供给足够的热量,以减少组织蛋白的分解。不能进食者从静脉中补充葡萄糖、氨基酸、脂肪乳等。透析治疗时患者丢失大量蛋白,所以不需限制蛋白质入量,长期透析时可输血浆、水解蛋白、氨基酸等。

(3)监测并及时处理电解质、酸碱平衡失调:①监测血清钾、钠、钙等电解质的变化,如发现异常及时通知医师处理。②血钾高者应限制钾的摄入,少用或忌用富含钾的食物,如紫菜、菠菜、苋菜、薯类、山药、坚果、香蕉、香菇、榨菜等。③密切观察有无低钙血症的征象,如手指麻木、易激惹、腱反射亢进、抽搐等。如发生低钙血症,可摄入含钙量较高的食物如牛奶,并可遵医嘱使用活性维生素 D 及钙剂等。

6.健康指导

(1)疾病预防指导:慎用氨基糖苷类等肾毒性抗生素。尽量避免使用大剂量造影剂的影像学检查,尤其是老年人及肾血流灌注不良者(如脱水、失血、休克)。加强劳动防护,避免接触重金属、工业毒物等。误服或误食毒物时,应立即进行洗胃或导泻,并采用有效解毒剂。

(2)疾病知识指导:恢复期患者应加强营养,增强体质适当锻炼;注意个人清洁卫生,注意保暖,防止受凉;避免妊娠、手术和外伤。叮嘱患者定期随访,强调监测肾功能、尿量的重要性,并教会其测量和记录尿量的方法。

二、慢性肾衰竭

慢性肾衰竭(CRF)是指由各种慢性肾脏病导致的肾功能渐进性不可逆性减退,直至肾功能丧失,在此过程中出现的一系列症状、体征及代谢紊乱所组成的临床综合征。因此,应在慢性肾脏病不同的阶段采取相应的措施来延缓 CRF 的发生和发展,减少并发症的发生。

(一)病因及发病机制

1.病因

CRF 是多种肾脏疾病晚期的最终结局,我国主要病因如下。

(1)原发性肾脏疾病:慢性肾小球肾炎,慢性肾盂肾炎,多囊肾等。

(2)继发于全身疾病的肾脏病变:系统性红斑狼疮性肾炎,糖尿病肾病,高血压肾小动脉硬化症等。

2.发病机制

CRF 的发病机制甚为复杂。迄今尚未完全明了,主要学说如下所述。

(1)"健存"肾单位学说:各种原因引起的肾实质疾病,导致大部分肾单位破坏,残余的小部分肾单位轻度受损,功能仍属正常,这些残余的"健存"肾单位为了代偿,必须加倍工作以维持机体正常的需要。从而导致"健存"肾单位发生代偿性肥大,肾小球滤过功能和肾小管处理滤液的功能增强,最终导致肾小球硬化而丧失功能。随着"健存"肾单位逐渐减少。肾功能逐渐减退,就出现肾衰竭的临床表现。

(2)矫枉失衡学说(矫枉,也称平衡适应):1972 年 Bricker 就提出,肾功能不全时机体呈现一系列病态现象(不平衡),为了矫正它,机体要做出相应调整,特别是引起某些物质增加,这些代偿改变却又导致新的不平衡,即失衡,并由此产生一系列临床症状。典型的例子是磷的代谢改变。肾小球滤过率下降后,尿磷排出减少,血磷升高,血钙下降,机体为矫正这种不平衡,增加甲状旁腺激素(PTH)的分泌,促使肾排磷增多和血钙增高,使血磷、血钙水平恢复正常;但随着肾小球滤过率进一步下降,为维持血钙、血磷水平,势必不断增加 PTH 水平,导致继发性收集甲状旁腺功能亢进。引起肾性骨病、周围神经病变、皮肤瘙痒和转移性钙化等一系列失衡症状。

(3)肾小球高压和代偿性肥大学说:肾单位微穿刺研究表明,CRF 时"健存"肾单位的入球小动脉阻力下降,而出球小动脉阻力增加,导致肾小球内高压力、高灌注和高滤过。肾小球高压使小动脉壁增厚和毛细血管壁张力增高,引起缺血和内皮细胞损害,系膜细胞和基质增生,促使残余肾小球代偿性肥大,肾小球硬化,使肾功能进一步恶化。

(4)肾小管高代谢学说:近年来已证实,CRF 的进展和肾小管间质损害的严重程度密切相关。CRF 时残余肾单位的肾小管,尤其是近端肾小管,其代谢亢进,氧自由基产生增多,细胞损害,使肾小管间质病变持续进行,肾单位功能丧失。

(5)尿毒症毒素学说:尿毒症毒素的研究已有 100 余年的历史,现在已知 CRF 时体内有 200 种以上物质水平比正常人增高。所谓尿毒症毒素,可能是肾衰竭时蓄积在体内的多种物质,包括磷、尿素、肌酐、胍类、酚类和吲哚等,这些物质可以导致尿毒症症状。

(二)临床表现

CRF 的病变十分复杂,可累及人体各个脏器,出现各种代谢紊乱,从而构成尿毒症的临床表现。

1.症状

(1)消化系统表现:食欲缺乏是最常见、最早出现的症状。另外,患者多有恶心呕吐、腹胀、腹泻、舌和口腔黏膜溃疡,患者口气常有尿味。上消化道出血在本病患者也很常见,主要与胃黏膜糜烂和消化性溃疡有关,尤以前者常见。CRF患者的消化性溃疡发生率较正常人高。

(2)循环系统表现。①高血压:大部分患者存在不同程度的高血压。高血压主要是由水钠潴留引起的,也与肾素活性增高有关。高血压可引起左心室扩大、心力衰竭、动脉硬化以及加重肾损害,少数发生恶性高血压。②心力衰竭:是常见死亡原因之一。其原因大多与水钠潴留及高血压有关,部分患者亦与尿毒症性心肌病有关。尿毒症心肌病的病因可能与代谢废物的潴留和贫血等有关。③心包炎:可分为尿毒症性心包炎和透析性心包炎,后者主要见于透析不充分者(透析相关性心包炎),临床表现与一般心包炎相同,但心包积液多为血性,可能与毛细血管破裂有关。严重者有心脏压塞征。④动脉粥样硬化:本病患者常有高三酰甘油血症及轻度胆固醇升高,动脉粥样硬化发展迅速,是主要的死亡原因之一。

(3)血液系统表现。①贫血:尿毒症患者常有贫血,为正常色素性正细胞性贫血,主要原因是肾脏产生促红细胞生成素(EPO)减少,也与铁摄入不足,失血(如血透时失血、经常性的抽血检查)、体内叶酸、蛋白质缺乏,血中有抑制血细胞生成的物质等因素有关;另外,贫血与本病患者红细胞生存时间缩短有关。②出血倾向:常表现为皮下出血、鼻出血、月经过多等。出血倾向与外周血血小板破坏增多、出血时间延长、血小板聚集和黏附能力下降等有关。③白细胞异常:本病患者中性粒细胞趋化、吞噬和杀菌的能力减弱,因而容易发生感染。部分患者白细胞数量减少。

(4)呼吸系统表现:可出现尿毒症性支气管炎、肺炎、胸膜炎等;酸中毒时呼吸深而长。

(5)神经、肌肉系统表现:早期常有疲乏、失眠、注意力不集中等精神症状,后期可出现性格改变、抑郁、记忆力下降、谵妄、幻觉、昏迷等。晚期患者常有周围神经病变,患者可出现肢体麻木、深腱反射消失、肌无力等。

(6)皮肤症状:常见皮肤瘙痒。患者面色较深而萎黄,轻度水肿,呈"尿毒症"面容,与贫血、尿素霜的沉积等有关。

(7)肾性骨营养不良症:可出现纤维性骨炎、尿毒症骨软化症、骨质疏松症和骨硬化症,骨病有症状者少见。早期诊断主要靠骨活组织检查。肾性骨病的发生与活性维生素 D_3 不足、继发性甲旁亢等有关。

(8)内分泌失调:本病患者的血浆活性维生素 D_3、EPO 降低。常有性功能障碍,女性可出现闭经、不孕等。

(9)易于并发感染:感染为主要死因之一,与机体免疫功能低下、白细胞功能异常等有关。以肺部和尿路感染常见,血透患者易发生动静脉瘘感染、肝炎病毒感染等。

(10)其他:可有体温过低、碳水化合物代谢异常、高尿酸血症、脂代谢异常等。

2.并发症

如高钠或低钠血症、水肿或脱水、高钾或低钾血症、低钙血症、高磷血症、代谢性酸中毒等。

(三)实验室及辅助检查

1.实验室检查

(1)血液检查:血常规显示不同程度贫血;肾功能可见肌酐、尿素氮等升高;肝功能显示血浆清蛋白等降低;其他生化检查示离子紊乱、血脂异常等。

(2)尿液检查:尿常规示各种管型、尿渗透压下降等。

2.影像学检查

B超、CT、X线平片等均显示双侧肾脏缩小。

(四)主要护理诊断

1.营养失调

低于机体需要量,与长期限制蛋白质摄入,消化吸收功能紊乱、贫血等因素有关。

2.体液过多

与肾小球滤过功能降低导致水钠潴留,多饮水或补液不当等因素有关。

3.活动无耐力

与心脏病变,贫血,水、电解质紊乱和酸碱平衡紊乱有关。

4.有感染的危险

与白细胞功能降低、透析等有关。

5.潜在并发症

上消化道大量出血、心力衰竭、肾性骨病、尿毒症性肺炎等。

(五)护理措施

1.一般护理

(1)卧床与休息:CRF患者应卧床休息,避免过度劳累。休息与活动的量视病情而定:①病情较重或心力衰竭者,应绝对卧床休息,并提供安静的休息环境,协助患者做好各项生活护理。②能起床活动的患者,应鼓励其适当活动,如室内散步、在力所能及的情况下生活自理等,但应避免劳累和受凉。活动时要有人陪伴,以不出现心慌、气喘、疲乏为宜。一旦有不适症状,应暂停活动,卧床休息。③贫血严重者应卧床休息,并告诉患者坐起、下床时动作宜缓慢,以免发生头晕。有出血倾向者活动时注意安全,避免皮肤黏膜受损。④长期卧床患者应指导或帮助其进行适当的床上活动,如屈伸肢体、按摩四肢肌肉等,指导其家属定时为患者进行被动的肢体活动,避免发生静脉血栓或肌肉萎缩。⑤昏迷者执行昏迷护理常规。

(2)皮肤护理:注意评估皮肤的颜色、弹性、温湿度及有无水肿、瘙痒,检查受压部位有无发红、水疱、感染、脱屑等。注意保持衣被柔软、清洁、平整、干燥,清洁皮肤时动作轻柔,经常更换体位,防止压疮的发生。皮肤瘙痒者勤剪指甲以免抓破皮肤,勤用温水擦洗,勤换内衣、内裤和被单,注意忌用刺激性强的肥皂、沐浴液和乙醇擦身。水肿者应按水肿的护理要求进行皮肤护理。必要时遵医嘱给予抗组胺药物和止痒剂,如炉甘石洗剂等。当发生下肢水肿时,注意保护皮肤,适当抬高。

(3)口腔护理:做好口腔清洁护理,预防感染,增进食欲。恶心、呕吐症状是CRF晚期最早和最常见的症状,若患者有恶心、呕吐症状,可遵医嘱给予止吐剂。

(4)心理护理:CRF作为一种不可逆性病变,具有病程长、预后差及病死率高的特点。尤其是终末期肾脏病患者常有恐惧、焦虑、抑郁甚至产生自杀的心理。因此,护士应经常与患者沟通,密切观察患者病情及心理变化,了解患者的发病原因及经过、性格特征、家庭社会背景及心理需求,提供与疾病相关的知识,鼓励患者积极参加社会活动,以尊重、支持和理解的态度对待患者,使患者感到被接纳、被关心,使其尽可能回归社会。

2.饮食护理

饮食治疗在 CRF 的治疗中具有重要意义。

(1)蛋白质和热量:给予高热量、高维生素、优质低蛋白饮食,可根据肾功能调节蛋白质摄入量。CRF 患者的蛋白质摄入量一般为 $0.6\sim0.8$ g/(kg·d)。当 GFR<50 mL/min 时,应限制蛋白质的摄入,其中 50% 以上必须是优质蛋白(鸡蛋、鱼、瘦肉、牛奶等),尽量少食植物蛋白(花生、黄豆及其制品等),对于透析治疗患者则无须严格限制蛋白质摄入,一般应保持在 $1.0\sim1.4$ g/(kg·d)。有条件的可补充必需氨基酸或 α-酮酸;提供患者足够的热量,以减少体内蛋白质的消耗,一般每天热量为 $30\sim35$ kcal/kg。

(2)钠、钾和水的摄入。①钠的摄入:应根据体重、血压、尿量、血清钠等指标,并结合病情,调整钠的摄入量。有水肿、高血压和心力衰竭者应限制钠盐的摄入量,一般 $\leqslant3$ g/d。②钾的摄入:如尿量>1 L/d,不需限制饮食中的钾。多尿或排钾利尿剂的使用导致低钾血症时,可增加含钾高的食品或谨慎补钾。高钾血症时应限制高钾食物的摄入。③水的摄入:有尿少、水肿、心力衰竭者及透析期间应严格控制进水量和输液量;如尿量>1 L/d,且无水肿者不宜限制水的摄入。

(3)改善患者食欲:适当增加活动量,提供整洁、舒适的进餐环境和色、香、味俱全的食物,少量多餐。加强口腔护理,以减轻恶心、呕吐。

3.用药护理

遵医嘱给予纠正贫血、降压、抗感染等药物,观察药物的疗效和不良反应。

(1)EPO:每次皮下注射应更换注射部位,注意观察患者有无头痛、高血压及癫痫等不良反应,定期检查血常规。

(2)必需氨基酸:宜口服给药,如静脉输液时要注意输液速度。输液过程中如有胃肠道反应应减慢速度,并给予止吐剂。

(3)α-酮酸(α-KA):是氨基酸前体,通过转氨基或氨基化作用,在体内可转变为相应的氨基酸,其疗效与 EAA 相似,长期服用不良反应不明显,少数患者(5%)可出现高钙血症,停药后可自愈,因此高钙血症患者慎用或禁用本药。

(4)高血压控制:①血管紧张素转换酶抑制剂(ACEI)、血管紧张素Ⅱ受体阻断剂(ARB)除了降血压,还具有非血压依赖性非肾小球血流动力学效应的肾脏保护作用。但应用初期应严密监测肾功能的变化,定期复查电解质。如果用药后 $1\sim2$ 周内血清肌酐上升和(或)内生肌酐清除率下降<30%,可在严密监测下

继续应用;如果血清肌酐上升和(或)内生肌酐清除率下降＞50％,应立即停药。ACEI 的主要不良反应包括咳嗽、皮疹、味觉异常及粒细胞减少。ARB 的不良反应与 ACEI 相似,但一般较少出现咳嗽症状。②钙通道阻滞剂(CCB)应用时应注意药物不良反应,如非二氢吡啶类 CCB 导致心动过缓;二氢吡啶类可导致水肿(多发生于踝部)和反射性心动过速等。③β受体阻滞剂能有效降低血压。应给予个体化治疗,通常小剂量开始,避免突然停药,以免导致血压反跳。禁忌证包括哮喘、伴有支气管痉挛的 COPD、严重窦性心动过缓、病态窦房结综合征、二度或三度房室传导阻滞以及Ⅳ级心力衰竭等。

(5)使用 10％葡萄糖酸钙时应稀释后缓慢静脉注射,以免引起心律失常和对血管的刺激。使用 5％碳酸氢钠时注意观察有无碱中毒和低钾血症的发生。

(6)CRF 患者极易并发感染,特别是肺部和尿路感染,应及时使用合适的抗生素,必要时按药敏试验选用药物,禁用或慎用肾毒性药物,必须使用时则按肾功能情况决定给药剂量及时间。注意抗生素含钠和含钾量,以避免加重电解质代谢紊乱。

4.病情观察

(1)生命体征:特别注意观察体温及血压的变化,每天定时监测并记录。观察有无继发感染、高血压,避免病情加重。

(2)水肿情况:准确记录 24 小时出入水量,每天测体重,观察水肿部位、性质、程度,观察有无短期内血压迅速升高、心率增快等液体过多的表现。

(3)密切观察有无酸中毒、高钾血症、低钙血症等电解质、酸碱平衡失调征象,并及时处理。

(4)神经精神状态:观察有无注意力不集中、记忆力下降、性格改变等中枢神经系统异常表现;有无肢体麻木、灼热感或疼痛感、深反射迟钝或消失、不安腿综合征等周围神经病变表现;有无颅内压增高和脑水肿的表现等。

(5)严密观察有无高血压脑病、心力衰竭及心包炎、尿毒症肺炎、严重贫血等表现,有异常及时通知医师给予处理。

(6)肾功能:定期观察血尿素氮、血肌酐、肾小球滤过率等,以判断病情。

5.健康指导

(1)疾病知识指导:向患者介绍本病的相关知识,尤其告知患者注意消除或避免加重病情的各种因素,做到防潮、防凉、防劳累,防止各种感染发生。教会患者自测血压的方法,嘱患者自我监测血压。指导患者监测体重、尿量、肾功能、血电解质等指标的变化。对于透析前患者,向患者讲解各种透析方式的相关知识,使患者做好透析的准备并选择好适合自己的透析方式。对于已经透析的患者，向患者讲解透析的注意事项。

（2）合理饮食，维持营养：指导患者严格遵守 CRF 的饮食原则，特别是水、钠和蛋白质的限制，保证供给足够的热量。

（3）维持出入液量平衡：指导患者准确记录每天的尿量和体重，合理控制水、钠的摄取。指导患者自我监测血压。

（4）预防感染：注意劳逸结合，增强机体抵抗力。注意防寒保暖和个人卫生，预防继发感染。监测体温变化，及时发现感染征象并及时就诊。

（5）治疗指导和定期随访：告知患者各种药物的作用、不良反应、服用时间和方法，并告知患者按医嘱服药，勿擅自减药或停药。指导患者正确用药及观察不良反应。有计划地使用和保护血管。嘱其定期复查肾功能、电解质。

第五节　糖　尿　病

糖尿病是一组由多种原因引起的胰岛素分泌缺陷和（或）作用缺陷而导致以慢性血葡萄糖（即血糖）水平增高为特征的代谢性疾病群。本病除碳水化合物外，尚有蛋白质、脂肪代谢紊乱。临床上可出现"三多一少"表现，即多饮、多食、多尿、体重减轻。重症或应激时可发生酮症酸中毒、高渗性昏迷等急性代谢紊乱。长期糖尿病可出现多系统损害，导致心脏、血管、肾、眼、神经等组织的慢性进行性病变，引起功能缺陷及衰竭。

糖尿病诊断标准为：①糖尿病症状＋任意时间血浆葡萄糖水平≥11.1 mmol/L。②空腹血浆葡萄糖（FPG）水平≥7.0 mmol/L。③OGTT 中 2 小时血浆葡萄糖（2hPG）≥11.1 mmol/L。以上 3 条中符合任意一条，且在另一天再测一次，予以证实，诊断即可成立。注意糖尿病症状是指多尿、烦渴多饮和难以解释的体重减轻；空腹是指至少 8 小时没有任何热量的摄入。

一、病因及发病机制

糖尿病的病因与发病机制复杂，至今未完全阐明。但总的来说遗传因素和环境因素共同参与其发病过程。

(一)1 型糖尿病

1.第 1 期

遗传学易感性:研究发现 1 型糖尿病与某些特殊的人类组织相容性抗原 (HLA)有关。但易感基因只赋予个体对本病的易感性,其发病依赖于多个易感基因的共同参与和环境因素影响。

2.第 2 期

启动自身免疫反应:病毒感染是最重要的启动胰岛 B 细胞的自身免疫反应的环境因素之一。相关的病毒有柯萨奇病毒 B_4、风疹病毒、腮腺炎病毒、巨细胞病毒等。这些病毒感染带有 1 型易感基因的机体后,通过直接损伤胰岛组织引起糖尿病;或损伤胰岛组织后,诱发自身免疫反应,进一步损伤胰岛组织引起糖尿病。

3.第 3 期

免疫学异常:目前认为 1 型糖尿病在发病前常经过一段糖尿病前期。此期胰岛分泌功能正常,但机体内部处于自身免疫反应活动期。患者血液中出现一组自身抗体,包括谷氨酸脱羧酶自身抗体、胰岛细胞抗体(ICA)和胰岛素自身抗体(IAA)等。

4.第 4 期

进行性胰岛 B 细胞功能丧失:通常先有胰岛素分泌第一相降低,以后随着 B 细胞数量减少,胰岛分泌功能下降,血糖逐渐升高,最终发展为临床糖尿病。

5.第 5 期

临床糖尿病:患者有明显高血糖,出现糖尿病的部分或典型症状。

6.第 6 期

发病多年后,多数患者胰岛 B 细胞完全被破坏,胰岛素分泌水平很低,失去对刺激物的反应,糖尿病的临床症状明显。

(二)2 型糖尿病

1.遗传易感性

2 型糖尿病具有更强的遗传倾向,由多基因变异引起。其发病也与环境因素有关,包括人口老龄化、都市化程度、营养因素、向心性肥胖(又称内脏型肥胖)、体力活动不足、子宫内环境以及应激、化学毒物等。

2.胰岛素抵抗和 B 细胞功能缺陷

胰岛素抵抗是指机体对一定量的胰岛素的生物学反应低于预计正常水平的

一种现象。胰岛素抵抗和胰岛素分泌缺陷是 2 型糖尿病发病的 2 个要素。胰岛素抵抗时，机体对胰岛素与胰岛素受体的结合能力及受体后效应均减弱，脂肪组织对葡萄糖的摄取、利用或储存能力降低，肝葡萄糖生成增加，使胰岛 B 细胞代偿分泌更多胰岛素以维持正常的糖代谢，但随着病情进展，血糖不能恢复正常的基础水平，最终导致高血糖。另一方面，2 型糖尿病患者的胰岛素分泌反应缺陷，出现第一分泌相缺失或减弱，第二相胰岛素分泌高峰延迟且较长时间维持在较高浓度。患者在早期可出现餐后低血糖，随着病情进展，血糖可逐渐升高，最终发展为空腹高血糖。而持续的高血糖又促进高胰岛素血症的发展，使胰岛素受体数目下降和（或）亲和力降低，从而加重胰岛素抵抗。

3.糖耐量减低(IGT)和空腹血糖调节受损

糖耐量减低和空腹血糖调节受损代表正常葡萄糖稳态和糖尿病高血糖之间的中间代谢状态，两者的出现均表示机体对葡萄糖的调节受损。目前认为糖耐量减低和空腹血糖调节受损均为糖尿病的危险因素。

4.临床糖尿病

患者此期可无明显糖尿病的症状，但血糖升高，并达到糖尿病的诊断标准。

(三)发病机制

糖尿病时，葡萄糖在肝、肌肉和脂肪组织的利用减少以及肝糖输出增多是发生血糖增高的主要原因。脂肪代谢方面，由于胰岛素不足，脂肪组织摄取葡萄糖及从血浆移除三酰甘油减少，脂肪合成减少。脂蛋白活性降低，血游离脂肪酸和三酰甘油浓度升高。近来研究表明脂代谢障碍有可能是糖尿病及其并发症的原发性病理生理变化。此外，在胰岛素极度缺乏时，脂肪组织大量动员分解，产生大量酮体，若超过机体对酮体的氧化利用能力时，大量酮体堆积形成酮症或发展为酮症酸中毒。其他方面还有蛋白质合成减少，分解代谢加速，导致负氮平衡。

二、分型

目前将糖尿病分为 4 大类型。

(一)1 型糖尿病

1 型糖尿病与自身免疫有关，起病缓急不一。多发于青少年，起病较急，症状明显。成人则起病隐匿，但在感染或其他应激情况下病情迅速恶化。患者多较消瘦，有酮症酸中毒倾向。胰岛素分泌不足，需采用胰岛素治疗来控制代谢紊乱和维持生命。

(二)2型糖尿病

2型糖尿病占本病群体的95%,是指胰岛素抵抗和(或)伴胰岛素分泌不足。多发于成年人,病程进展缓慢,症状相对较轻,中晚期常出现一种或多种慢性并发症。患者肥胖多见,很少发生自发性酮症酸中毒。多数患者无须依赖胰岛素治疗。

(三)其他特殊类型糖尿病

其他特殊类型糖尿病是指目前病因已经明确的继发性糖尿病,包括B细胞功能遗传性缺陷、胰岛素作用遗传性缺陷、胰腺外分泌疾病、内分泌病、药物或化学品所致的糖尿病、感染、不常见的免疫介导糖尿病等。

(四)妊娠期糖尿病

妊娠期糖尿病是指在妊娠过程中初次发现的任何程度的糖耐量异常。不论其是否需要用胰岛素或单用饮食治疗,也不论其分娩后这一情况是否持续,均可认为是妊娠期糖尿病。

三、临床表现

(一)典型表现

1.代谢紊乱症状群

典型的糖尿病症状是多尿、多饮、多食及体重减轻的"三多一少"表现。血糖升高引起渗透性利尿导致尿量增多,而多尿导致失水,使患者口渴而多饮水。为补充损失的糖分,维持机体活动,患者常善饥而多食。由于机体不能利用葡萄糖,且蛋白质和脂肪消耗增加,引起消瘦、疲力、体重减轻。由于高血糖及外周神经病变导致皮肤干燥和感觉异常,患者常有皮肤瘙痒,尤其外阴瘙痒;高血糖可使眼房水、晶体渗透压改变而引起屈光改变致视物模糊。

2.并发症

相当一部分患者并无明显的"三多一少"症状,仅因各种并发症就诊,化验后发现血糖增高。

3.无糖尿病症状

患者并无任何糖尿病症状,仅在健康检查、手术前或妊娠常规化验中发现血糖升高。

(二)并发症表现

1.急性并发症

是糖尿病严重急性并发症,也是内科急症。

(1)糖尿病酮症酸中毒(DKA):糖尿病代谢紊乱加重时,脂肪动员和分解加速,大量脂肪酸在肝脏经 β 氧化产生大量乙酰乙酸、β-羟丁酸和丙酮,三者统称为酮体。血清酮体积聚超过肝外组织的氧化能力时,血酮体升高称酮血症;尿酮体排出增多称为酮尿,临床上统称为酮症。乙酰乙酸和 β-羟丁酸均为较强的有机酸,大量消耗体内储备碱,若代谢紊乱进一步加剧,血酮继续升高,超过机体的处理能力时,便发生代谢性酸中毒,称为糖尿病酮症酸中毒。

糖尿病酮症酸中毒主要发生在 1 型糖尿病患者,在一定诱因作用下 2 型糖尿病患者也可发生。①常见诱因:感染、胰岛素治疗不适当、减量或治疗中断、饮食不当、妊娠、分娩、创伤、麻醉、手术、严重刺激引起应激状态等。有时可无明显诱因。②临床表现:多数患者在发生意识障碍前感疲乏、四肢无力、极度口渴、多饮多尿,随后出现食欲减退、恶心、呕吐,患者常伴有头痛、嗜睡、烦躁、呼吸深快、有烂苹果味(丙酮味)。随着病情进一步发展,出现严重失水、尿量减少、皮肤弹性差、眼球下陷、脉细速、血压下降。晚期各种反射迟钝,甚至消失、昏迷。感染等诱因的表现可被 DKA 的表现所掩盖。少数患者表现为腹痛等急腹症表现,部分患者以 DKA 为首发表现。

(2)非酮症高渗性糖尿病昏迷:简称高渗性昏迷,多见于 50～70 岁的老人,男女发病率相似。约 2/3 患者于发病前无糖尿病病史或仅为轻症。①常见诱因有严重感染、急性胃肠疾病、急性胰腺炎、脑卒中、严重肾疾患、血液或腹膜透析、静脉内高营养、不合理限制水分,以及某些药物如糖皮质激素、免疫抑制剂、噻嗪类利尿药物的应用等。少数因病程早期漏诊而输入葡萄糖溶液,或因口渴而大量饮用含糖饮料等诱发。②起病时常先有多尿、多饮,但多食不明显,或反而食欲减退,失水随病程进展逐渐加重,出现神经精神症状,表现为嗜睡、幻觉、定向力障碍、偏盲、偏瘫等,最后陷入昏迷。

(3)乳酸性酸中毒:本病主要是体内无氧酵解的糖代谢产物乳酸大量堆积,导致高乳酸血症,进一步出现血 pH 降低,即为乳酸性酸中毒。糖尿病合并乳酸性酸中毒的发生率不高,但病死率很高。多见于有肝肾功能不全的老年人,或伴有慢性心肺功能不全等缺氧性疾病的患者,尤其见于同时服用苯乙双胍者。早期表现为食欲缺乏、恶心、呕吐,逐渐发展至呼吸深大、皮肤潮红、烦躁不安,以致发生昏迷。

(4)糖尿病低血糖症:实验室检查血糖≤2.8 mmol/L。临床常见的糖尿病低血糖有以下两类:①反应性低血糖。少数 2 型糖尿病患者在患病初期由于餐后胰岛素分泌高峰延迟,可出现反应性低血糖,大多发生在餐后 4～5 小时,尤以单纯进食碳水化合物时为著。②药物性低血糖。糖尿病患者最常见的低血糖症与药物治疗不当有关。胰岛素治疗低血糖症常见。口服降糖药物中磺脲类药物主要刺激胰岛素分泌,故各种磺脲类药物用法不当时均可导致低血糖症。临床表现为交感神经兴奋,出现心慌、出汗、饥饿、无力、手抖、视物模糊,面色苍白等;中枢神经系统症状包括头痛、头晕、定向力下降、吐字不清、精神失常、意识障碍,直至昏迷。部分患者在多次低血糖症发作后会出现无警觉性低血糖症,患者无心慌、出汗、视物模糊、饥饿、无力等先兆,而出现昏迷状态。持续时间长(一般认为>6 小时)且症状严重的低血糖可导致中枢神经系统损害,甚至不可逆转。

(5)感染:糖尿病患者疖、痈等是常见的皮肤化脓性感染,可导致败血症和脓毒血症。皮肤真菌感染,如足癣、甲癣、体癣也较常见,女性患者常并发真菌性阴道炎。糖尿病合并肺结核的发病率高,进展快,容易形成空洞。泌尿系统最常见的感染是肾盂肾炎和膀胱炎,女性多见,常反复发作,可转为慢性。

2.慢性并发症

糖尿病随着病程延长、病情控制不良及疗效不佳,可致全身多个器官受损。这些慢性并发症可单独出现或以不同组合形式同时或先后出现。有时并发症在诊断糖尿病前就已存在,有些患者因这些并发症而发现糖尿病。

(1)糖尿病大血管病变:糖尿病患者发生动脉粥样硬化的患病率比非糖尿病患者高,发病年龄较轻,病情进展快,与糖尿病的糖代谢和脂代谢异常有关。大中动脉粥样硬化主要侵犯主动脉、冠状动脉、大脑动脉、肾动脉和肢体外周动脉等,引起冠心病、缺血性或出血性脑血管病、肾动脉硬化、肢体动脉硬化等。肢体外周动脉粥样硬化常以下肢动脉病变为主,表现为下肢疼痛、感觉异常和间歇性跛行,严重供血不足可致肢体坏疽。

(2)糖尿病微血管病变:微血管是指微小动脉和微小静脉之间,管腔直径在100 μm 以下的毛细血管及微血管网。微循环障碍、微血管瘤形成和微血管基底膜增厚是糖尿病微血管病变的典型改变。微血管病变主要表现在视网膜、肾、神经、心肌组织,其中尤以糖尿病肾病和视网膜病变最为重要。

糖尿病肾病是由于毛细血管间肾小球硬化症所导致,是主要的糖尿病微血管病变之一。常见于病史超过 10 年者,是 1 型糖尿病患者的主要死亡原因。在2 型糖尿病患者中,其肾病的严重性次于冠状动脉和脑血管动脉粥样硬化病变。病理改变有 3 种类型:①结节性肾小球硬化型病变,有高度特异性。②弥漫性肾小球硬化型病变,最常见,对肾功能影响最大,但特异性较低。③渗出性病变,特异性不高。糖尿病肾损伤的发生发展分为 5 期,常与肾小球硬化和间质纤维化并存。Ⅰ、Ⅱ期仅有肾本身的病理改变；Ⅲ期开始出现微量清蛋白尿；Ⅳ期是临床肾病期，尿蛋白逐渐增多，可伴有水肿和高血压，肾功能减退；Ⅴ期出现明显的尿毒症症状。

糖尿病视网膜病变是糖尿病患者失明的主要原因之一。常见于糖尿病病程超过 10 年的患者，大部分患者出现程度不同的视网膜病变。按眼底改变分为6 期，分属两大类。Ⅰ期，微血管瘤，出血；Ⅱ期，微血管瘤，出血并有硬性渗出；Ⅲ期，出现棉絮状软性渗出；Ⅳ期，新生血管形成，玻璃体积血；Ⅴ期，机化物增生；Ⅵ期，继发性视网膜脱离，失明。以上Ⅰ～Ⅲ 3 期为背景性视网膜病变，Ⅳ～Ⅵ 3 期为增殖性视网膜病变。除视网膜病变外，糖尿病还可引起黄斑病、白内障、青光眼、屈光改变、虹膜睫状体病变等。

（3）糖尿病神经病变：以周围神经病变最为常见，通常为对称性，下肢较上肢严重，病情进展缓慢。患者常先出现肢端感觉异常，分布如袜子或手套状，伴麻木、针刺、灼热或脚踏棉垫感，有时伴痛觉过敏。随后有肢痛，呈隐痛、刺痛或烧灼样痛，夜间及寒冷季节加重。后期可累及运动神经，可有肌力减退以致肌萎缩和瘫痪。肌萎缩多见于手足小肌肉和大腿肌。体检发现早期腱反射亢进，后期减弱或消失，震动感减弱或消失，触觉和温度觉亦有不同程度降低。在临床症状出现前，肌电图检查已可发现感觉和运动神经传导速度减慢。自主神经损害也较常见，并可较早出现，影响胃肠、心血管、泌尿系统和性器官功能。临床表现为瞳孔改变、排汗异常，胃排空延迟、腹泻或便秘等胃肠功能紊乱，以及尿潴留、尿失禁、阳痿等。

（4）糖尿病足：是糖尿病患者致残的主要原因之一。WHO 将糖尿病足定义为与下肢远端神经异常和不同程度的周围血管病变相关的足部感染、溃疡和（或）深层组织破坏。其主要临床表现为足部溃疡和坏疽。常见的诱因有趾间或足部皮肤瘙痒而搔抓致皮肤溃破、水疱破裂、烫伤、碰撞伤、修脚损伤及新鞋磨破伤等。自觉症状有冷感、酸麻、疼痛、间歇性跛行。神经营养不良性关节炎好发于足部和下肢各关节，受累关节有广泛骨质破坏和畸形。根据病因，可将糖尿病足溃疡和坏疽分为神经性、缺血性和混合性 3 类。根据 Wagner 分级法分为6 级。

四、实验室及辅助检查

（一）尿液检查

尿糖阳性为诊断糖尿病的重要线索，但尿糖阴性不能排除糖尿病的可能。

当肾糖阈升高时,虽血糖升高而尿糖呈假阴性。反之,当肾糖阈降低(如妊娠),虽然血糖正常,尿糖可呈阳性。DKA时尿糖、尿酮体强阳性,当肾功能严重损害而阈值增高时,尿糖、尿酮体阳性程度与血糖、血酮体数值不相称。DKA时可有蛋白尿和管型尿。糖尿病高渗性昏迷时尿糖呈强阳性。

(二)血糖测定

有静脉血和毛细血管血测定两种。静脉血浆葡萄糖升高是目前诊断糖尿病的主要依据。血糖测定又是判断糖尿病病情和控制情况的主要指标。静脉血浆测定正常范围为 3.9～6.0 mmol/L。DKA 血糖多为 16.7～33.3 mmol/L,有时可在 55.5 mmol/L 以上。糖尿病高渗性昏迷时,血糖常升高至 33.3 mmol/L以上。

(三)口服葡萄糖耐量试验(OGTT)

OGTT 适用于血糖高于正常范围而未达到诊断标准者。WHO 推荐成人口服 75 g 无水葡萄糖。在清晨进行,禁食至少 10 小时。试验前 3 天每天进食碳水化合物量不可少于 200 g,试验当天早晨空腹取血后将葡萄糖溶于 250～300 mL水中,于 5 分钟内服下,服后 30、60、120 和 180 分钟取静脉血测血浆糖。

(四)糖化血红蛋白 A_1 和糖化血浆清蛋白测定

糖化血红蛋白 A_1(GHbA1)测定可反映取血前 8～12 周血糖的总水平,以补充空腹血糖只反映瞬时血糖值的不足,成为糖尿病控制情况的监测指标之一,正常人 GHbA1 为 8%～10%;人血浆清蛋白也可与葡萄糖发生非酶催化的糖基化反应而形成果糖胺(FA),其形成的量与血糖浓度有关。FA 测定可反映糖尿病患者近 2～3 周内血糖总的水平,为糖尿病患者近期病情监测的指标。但一般认为,GHbA1 和 FA 测定不能作为诊断糖尿病的依据。

(五)血浆胰岛素和 C-肽测定

血浆胰岛素和 C-肽测定有助于了解胰岛 B 细胞功能(包括储备功能)。C-肽清除率慢且不受外源性胰岛素影响,能较准确反映胰岛 B 细胞功能。

(六)其他

病情未控制的糖尿病患者,可有高三酰甘油血症和(或)高胆固醇血症,高密度脂蛋白胆固醇(HDL-C)常降低。DKA 时血酮体升高,二氧化碳结合力降低,二氧化碳分压降低,血 pH<7.35;碱剩余负值加大,阴离子间隙增大;血钾正常或偏低,尿量减少后血钾可偏高,治疗后可出现低血钾;血钠、血氯降低,血尿素

氮和肌酐常偏高;血清淀粉酶可升高,白细胞数升高。糖尿病高渗性昏迷时,无或有轻的酮症,血钠可达 155 mmol/L、血浆渗透压显著升高达 350 mmol/L 以上,血尿素氮及肌酐升高。

五、主要护理诊断

(一)营养失调

低于机体需要量或高于机体需要量,与胰岛素分泌或作用缺陷引起糖、蛋白质、脂肪代谢紊乱有关。

(二)有感染的危险

与高血糖、营养不良等有关。

(三)知识缺乏

缺乏糖尿病的预防和自我护理知识。

(四)潜在并发症

酮症酸中毒、高渗性昏迷等。

六、护理措施

糖尿病治疗强调早期、长期、综合治疗及治疗方法个体化的原则。糖尿病现代治疗着重从 5 个方面,即饮食控制、运动疗法、血糖监测、药物治疗和糖尿病教育。其中适当的运动锻炼和饮食治疗为基础,根据病情选用药物治疗。护士注意配合医师进行相应的护理。

(一)饮食护理

饮食控制是一项重要的基础治疗措施,应严格和长期执行。饮食控制有利于 1 型糖尿病患者控制高血糖和防止低血糖的发生;有利于 2 型糖尿病患者减轻体重,改善高血糖、脂代谢紊乱和高血压,以及减少降糖药物的用量。应向患者介绍饮食治疗的目的、意义及具体措施,使患者积极配合,以取得最佳效果。

1.制订总热量

根据患者性别、年龄和身高查表,或用简易公式算出理想体重:理想体重(kg)＝身高(cm)－105,然后根据理想体重和工作性质,计算每天所需总热量。成年人休息状态下每天每公斤理想体重给予热量 105～125.5 kJ(25～30 kcal),轻体力劳动 125.5～146 kJ(30～35 kcal),中度体力劳动 146～167 kJ(35～40 kcal),重体力劳动 167 kJ(40 kcal)以上。儿童、孕妇、哺乳期、营养不良和消瘦、伴有消耗性疾病者应酌情增加,肥胖者酌减,使体重逐渐恢复至理想体重的±5%。

2.碳水化合物、蛋白质和脂肪的分配

碳水化合物占饮食总热量的50%～60%,提倡食用粗制米、面和一定量杂粮。蛋白质含量一般不超过总热量的15%,成人蛋白质摄入量为每天每公斤理想体重0.8～1.2 g,儿童、孕妇、乳母、营养不良或伴有消耗性疾病者宜增至1.5～2.0 g。脂肪约占总热量的30%。

3.每餐热量合理分配

可按每天三餐分配为1/5、2/5、2/5或1/3、1/3、1/3;也可按4餐分为1/7、2/7、2/7、2/7。治疗过程中,根据患者生活习惯、病情和配合药物治疗的需要进行适当调整。

4.食用膳食纤维

每天饮食中食用膳食纤维的含量以不少于40 g为宜,因膳食纤维可延缓食物吸收,降低餐后血糖高峰。提倡食用绿叶蔬菜、粗谷物、豆类、含糖成分低的水果等。

5.饮食治疗中注意事项

(1)按时进食,对于使用降糖药物的患者尤应注意。

(2)控制饮食的关键在于控制总热量。在保持总热量不变的原则下,增加一种食物时应同时减去另一种食物,以保证饮食平衡。当患者因饮食控制而出现易饥的感觉时,可增加碳水化合物含量<5%的蔬菜,如油菜、小白菜、芹菜、菠菜、大白菜、卷心菜、韭菜、冬瓜、西红柿、黄瓜、茄子等。

(3)严格限制各种甜食,包括各种食糖、糖果、甜点及各种含糖饮料等。体重过重者,要忌吃油炸、油煎食物。炒菜宜用植物油,忌食动物油。少食动物内脏、虾子、蟹黄、鱼子等含胆固醇高的食物。限制饮酒,食盐<10 g/d。

(4)患者进行体育锻炼时不宜空腹,应补充少量食物,防止发生低血糖。

(5)每周测量体重一次,衣服重量要相同,且用同一磅秤。如果体重改变>2 kg,应报告医师。

(二)运动疗法的护理

应有规律地适当运动,根据年龄、性别、体力、病情及有无并发症等不同条件循序渐进和长期坚持。适当运动有利于减轻体重、提高胰岛素敏感性,改善血糖和脂代谢紊乱。

1.运动时间

1型糖尿病患者,体育锻炼宜在餐后进行,运动量不宜过大,持续时间不宜过长,并于餐前在腹壁皮下注射胰岛素,避免运动时增加胰岛素的吸收速度而发生运动后低血糖;2型糖尿病患者(尤其是肥胖患者)适当运动能加快脂肪分解,有利于减轻体重;糖尿病并发急性感染、活动性肺结核、严重急慢性并发症时,不宜运动而应增加卧床休息时间。活动时间每次15~30分钟,每天1~3次,每周运动不少于3次,可根据患者具体情况逐渐延长。

2.运动方式

最好做有氧运动,如散步、慢跑、骑自行车、太极拳、球类活动、做广播体操等,其中步行活动安全,容易坚持,可作为首选的锻炼方式。可结合患者的爱好选择。

3.运动的注意事项

(1)运动前评估患者的病情,根据其具体情况决定运动方式、时间及运动量。

(2)指导患者尽量避免在酷暑或严冬等恶劣天气时运动;随身携带糖果,当出现饥饿感、心慌、出冷汗、头晕及四肢无力或颤抖等低血糖反应时及时食用;身体状况不良时应暂停运动。

(3)指导患者逐渐增加运动量及活动时间,以不感到疲劳为度,因过度疲劳可使血糖升高而导致病情恶化。

(4)未注射胰岛素或口服降糖药物的2型糖尿病患者,在运动前无须补充食物;如使用胰岛素且剂量不变而运动量比平时增加时,患者在运动前须适量进食,以防发生低血糖。

(5)运动时心脏负担增加、血压升高,有诱发心绞痛、心肌梗死和心律失常的危险及增加玻璃体和视网膜出血的可能性。因此,如果在运动中出现胸闷、胸痛、视物模糊等情况应立即停止运动并及时处理。

(6)运动时随身携带糖尿病卡,卡上写有本人的姓名、年龄、家庭住址、电话号码及病情以备急用;运动后应做好运动日记,以便观察疗效和不良反应。

(三)病情观察

1.观察患者糖尿病是否控制在理想状态

定期监测血糖、糖化血红蛋白、眼底、体重、血压、血脂等,以正确判断病情。临床上常用血糖值判断2型糖尿病是否控制在理想状态。

2.急性并发症观察

患者在原有糖尿病的基础上出现显著乏力、极度口渴、尿量增多伴纳差及呕吐等,应警惕酮症酸中毒的发生;如原来糖尿病较轻,因失水或摄糖过多等因素使患者出现嗜睡、幻觉、定向障碍、偏盲、偏瘫,甚至昏迷时,应考虑为高渗性昏迷;观察体温及有关症状,注意有无感染。

3.低血糖观察

当患者出现出汗、颤抖、心慌、软弱无力、面色苍白、饥饿、头晕等表现,提示发生低血糖,应立即采取治疗措施。也有个别患者低血糖症状以烦躁不安、躁狂为主要表现,应监测血糖后给予对症处理。

4.糖尿病足观察

每天检查双足一次,观察足部皮肤颜色、温度改变、感觉变化,注意检查趾甲、趾间、足底部皮肤,检查有无红肿、鸡眼、甲沟炎、甲癣、水疱、溃疡、坏死等,及时发现糖尿病足并做好相应处理。

(四)用药护理

1.口服降糖药

应了解各类降糖药物的作用、剂量、用法,注意药物的不良反应及注意事项,指导患者正确服用,及时纠正不良反应。

(1)促进胰岛素分泌剂:只适用于无急性并发症的 2 型糖尿病,包括磺脲类和非磺脲类两类。①磺脲类:此类药物通过作用于胰岛 B 细胞表面的受体促进胰岛素释放,同时能提高机体对胰岛素的敏感性;常用药物有甲苯磺丁脲(D-860)、氯磺丙脲、格列本脲(优降糖)、格列吡嗪、格列齐特(达美康)、格列喹酮、格列美脲等。甲苯磺丁脲常于三餐前服用,而第二代药物常于早餐前半小时1 次口服,或早、晚餐前 2 次服用;磺脲类主要不良反应是低血糖反应,其他不良反应有恶心、呕吐、消化不良、皮肤瘙痒、肝功能损害、血液系统损害等。②非磺脲类:作用机制与磺脲类相似,但降糖作用快而短,主要用于控制餐后高血糖。

(2)双胍类:是肥胖或超重的 2 型糖尿病患者第一线药物。此类药物可增加外周组织(如肌肉、脂肪)对葡萄糖的摄取和利用、抑制糖原异生及糖原分解、加速无氧糖酵解、降低糖尿病时的高肝糖生成率、改善胰岛素敏感性并减轻胰岛素抵抗。常用药物有二甲双胍。主要不良反应为胃肠道反应,如口干、口苦、金属味、恶心、呕吐、厌食、腹泻等,采用餐中或餐后服药可减轻不良反应;严重的不良反应是乳酸性酸中毒,应予注意;对正常血糖无降糖作用,单独用药不引起低血糖。

(3)α葡萄糖苷酶抑制剂(AGI):适用于餐后血糖明显升高的 2 型糖尿病患者。此类药物通过抑制小肠黏膜刷状缘的葡萄糖苷酶活性而延缓葡萄糖、果糖的吸收,降低餐后高血糖。常用药物有阿卡波糖(拜糖平)、优格列波糖(倍欣)。

应在进食第一口食物后服用,常见不良反应为腹胀、排气增多或腹泻,本药在肠道吸收甚微,故一般无全身不良反应。

(4)胰岛素增敏剂:为噻唑烷二酮(TZD)类,又称格列酮类。主要用于胰岛素抵抗明显的2型糖尿病患者。主要作用是增强靶组织对胰岛素的敏感性,减轻胰岛素抵抗。此类药物有罗格列酮(文迪雅)、吡格列酮等。主要不良反应为水肿,有心力衰竭或肝病者不用或慎用。

2.胰岛素

(1)制剂类型:按作用快慢和维持作用时间,胰岛素制剂可分为速(短)效、中效和长(慢)效3类。另外有些患者需要使用混合胰岛素,临床上可有各种比例的预混制剂,如诺和灵30R、诺和灵50R等。

(2)给药方法:普通胰岛素于饭前半小时皮下注射,中效或长效胰岛素常在早餐前1小时皮下注射。紧急情况下,仅普通胰岛素可静脉给药。

(3)药物抽取:注射胰岛素必须使用1 mL或与胰岛素浓度含量相匹配的专用注射器。注意药物剂量须准确,我国常用的胰岛素制剂有每毫升含40 U或100 U两种规格。抽吸时可轻轻摇匀药物,避免剧烈晃动。长、短效胰岛素混合使用时,应先抽吸短效胰岛素,再抽吸长效胰岛素,然后混匀,切不可逆行操作,以免将长效胰岛素混入短效内,影响其速效性。胰岛素笔可以使用速效、中效或预混胰岛素,使用方便且便于携带。

(4)注射部位:胰岛素采用皮下注射法,宜选择皮肤疏松部位,腹壁注射吸收最快,其次分别为上臂三角肌、大腿和臀部,注射部位应交替使用以免形成局部硬结和脂肪萎缩,影响药物吸收及疗效。

(5)不良反应的观察及处理:胰岛素不良反应包括:①低血糖反应是最主要的不良反应,与胰岛素剂量过大、食物摄入不足、过量运动等因素有关。②胰岛素过敏,表现为注射部位瘙痒、荨麻疹样皮疹,全身性荨麻疹少见,严重变态反应罕见。③注射部位皮下脂肪萎缩或增生,停止该部位注射后可缓慢自然恢复。对发生低血糖反应的患者,及时检测血糖,根据病情进食糖果、含糖饮料或静脉注射50%葡萄糖液20~30 mL;对变态反应者,遵医嘱更换胰岛素制剂种类,使用抗组胺药、糖皮质激素及脱敏疗法等,严重过敏者需停止或暂时中断胰岛素治疗。

(6)药物保存:胰岛素需置于冰箱内冷藏(5~15 ℃)保存,避免受热、光照、冻结及剧烈晃动。如超过有效期或药液出现颗粒时不能使用。

(五)酮症酸中毒、高渗性昏迷的护理

糖尿病酮症酸中毒与高渗性非酮症糖尿病昏迷治疗上大致相近。患者均有严重失水,应积极补液。输液是抢救 DKA 首要的、极其关键的措施。输液的同时给予小剂量胰岛素持续静脉滴注治疗,纠正电解质及酸碱平衡,积极消除诱因和治疗各种并发症。

1.一般护理

患者绝对卧床休息,注意保暖,吸氧,寻找和祛除可能存在的诱因。

2.迅速建立静脉通路

立即建立 2 条静脉通路,先以生理盐水开通静脉,用于快速补液的通路应用较大的针头选择较粗直的血管,另一通路为滴注胰岛素备用。准确执行医嘱,确保液体和胰岛素的输入。

3.病情监测

严密观察患者的生命体征、神志、呼吸气味、皮肤弹性、四肢温度及 24 小时液体出入量等变化。监测并记录血糖、尿糖、血酮、尿酮、动脉血气分析和电解质变化,注意有无水、电解质及酸碱平衡紊乱。

(六)感染预防和护理

糖尿病患者抵抗力差,易并发各种感染,且一旦发生感染不易控制,可使病情加重。应指导患者注意个人卫生,保持全身和局部清洁,尤其要加强口腔、皮肤和会阴部的清洁,勤洗澡,勤更换内衣。洗澡时注意水温,不可过热。内衣要以棉质为好,要宽松、透气性好。注射胰岛素时皮肤应严格消毒,以防感染。当发生皮肤感染时,伤口应做细菌培养及药敏试验,以选用敏感的抗生素,局部不可任意用药,尤其是刺激性药物。

(七)足部护理

1.足部观察与检查

指导患者每天检查双足一次,了解有无伤口、起疱、红肿、触痛等。如局部出现红、肿、热、痛等感染表现时,应立即治疗。每天要对自己所穿的鞋进行检查,是否有异物等。

2.保持足部清洁

勤换鞋袜,每天用温水清洁足部,保持趾间清洁、干燥。趾甲不能过长,修剪趾甲时注意剪平,但不要修剪过短以免伤及甲沟。

3.避免足部受伤

患者应选择轻巧柔软、前头宽大的鞋子;袜子以弹性好、透气及散热性好的棉毛质地为佳。指导患者不要赤脚走路,以防刺伤;外出时不可穿拖鞋,以免踢伤。冬天使用电热毯或烤灯时谨防烫伤。对鸡眼、足癣等要及时治疗。

4.促进足部循环

每天活动双脚,以促进血液循环,避免长时间坐、站或盘腿。经常按摩足部,按摩方向由足端往上,避免直接按摩静脉曲张处。冬天注意足部的保暖,避免长期暴露于寒冷或潮湿环境,使用热水袋应避免烫伤皮肤而引起感染。积极戒烟。

(八)心理护理

评估患者对疾病的心理反应,注意有无焦虑、悲观、消极、恐惧等心理变化。关心和理解患者,及时将糖尿病的基本知识和预后告知患者和家属,使他们了解糖尿病虽不能根治,但可通过饮食控制、终身治疗、规律生活和适当体育锻炼避免并发症的发生,可以和正常人一样生活和长寿。与患者家属共同制订饮食、运动计划。鼓励患者参加各种糖尿病病友团体活动,增强战胜疾病的信心。

(九)健康指导

糖尿病健康教育是重要的基本措施之一,是其他治疗成败的关键。良好的健康教育可充分调动患者的主观能动性,积极配合治疗,有利于控制疾病、防止各种并发症的发生和发展。

1.糖尿病知识指导

使患者及家属了解糖尿病的病因、分型、临床表现、诊断及治疗方法。可采取多种教学方法,如举办集体讲座、播放录像、发放糖尿病教育的小册子、个别辅导等,对患者进行全面有效的指导,使患者和家属认识糖尿病是一种需终身治疗的疾病,积极配合治疗及护理。

2.饮食指导

患者应掌握饮食治疗的具体要求和措施,如控制热量、合理配餐、定时进食、食物选择等。为患者准备一份常用食物营养素含量和替换表,使之学会自我饮食调节,长期坚持。

3.运动指导

让患者了解体育锻炼在治疗中的重要意义,掌握体育锻炼的具体方法及注意事项。运动时应随身携带甜食和病情卡片以备急需,运动中如感到头晕、无力、心悸等应立即停止运动。

4.用药指导

指导患者掌握降糖药的使用方法和不良反应的观察;掌握胰岛素的注射方

法、不良反应的观察和低血糖反应的处理。

5.疾病监测

教会患者尿糖测定方法并告知结果判断标准。有便携式血糖测定仪者应教会其血糖仪的使用方法。同时让患者了解尿糖和血糖测定的结果意义。

6.预防并发症

规律生活,戒烟酒,养成良好的卫生习惯。保持全身皮肤,尤其是口腔、足部和外阴的清洁,如有破损或感染应立即就医。告知患者避免引起酮症酸中毒及高渗性昏迷等急性并发症的诱因。

7.定期复查

指导患者出院后定期复查与糖尿病控制有关的各项生化指标,一般每3周复查果糖胺,每2～3个月复查糖化血红蛋白。每年定期对眼底、心血管和肾功能进行检查,以尽早防治慢性并发症。

第二章 外科常见疾病护理

第一节 颅 脑 损 伤

颅脑损伤是外科比较常见的一类创伤性疾病,占全身各部位损伤的10％～20％,仅次于四肢伤,居第二位。但颅脑损伤所致的死残率则居第一位,重型颅脑损伤的病死率高达50％。颅脑损伤可分为颅和脑两部分损伤。颅部损伤包括头皮、颅骨,脑损伤是指脑膜、脑组织、脑血管以及脑神经的损伤。

一、病因及发病机制

(一)直接暴力

直接暴力是指直接作用于头部而引起损伤的致伤力,故有直接的着力点,根据头皮、颅骨损伤的部位及暴力作用的方式,即加速性、减速性和挤压性,常能推测脑损伤的部位,甚至可以估计受损组织的病理改变。

1.加速性伤

相对静止的头颅突然遭到外力打击,迫使其瞬间由静态变为动态,因此造成脑损伤,称为加速性损伤。

2.减速性损伤

运动的头颅突然撞到静止的物体上,迫使其瞬间由动态转为静态而造成的损伤称为减速性损伤。其损伤效应主要是对冲性脑损伤,其次为局部冲击伤。

3.挤压性损伤

头颅在相对固定的情况下,被两侧相对的外力挤压而致伤。

(二)间接暴力

间接暴力是指着力点不在头部的外部暴力。其作用于身体其他部分而后传递至颅脑的损伤,是一种特殊而又严重的脑损伤类型。

1.挥鞭样损伤

由于暴力并非作用头部,所以头部的运动必较身体其他部位(着力点)要晚。

而且由于暴力作用的突发性,传递过来的振动波只有单一的或间歇性的脉冲,在脉冲作用头部时,身体其他部位已静止。因此,头部必将受到剪切力的作用而导致脑表面和实质内各部分产生剪应力损伤。

2.颅颈连接处损伤

坠落伤时,由于质量和重力加速度使患者获得的动量在瞬间化为零,因此着力点必将受到极大的作用力,该作用力沿着脊柱上行到脑,引起脑损伤。

3.胸部挤压伤

因胸部受巨大压力致使上腔静脉的血流逆行灌入颅内,甚至迫使动脉血逆流。常引发毛细血管壁受损,同时,因为胸部创伤又伴有中枢神经系统损伤,更容易引起 ARDS。

二、分类

颅脑损伤的分类主要以头皮、颅骨、硬脑膜和脑是否完整或向外界开放,分成开放性颅脑损伤和闭合性颅脑损伤两大类。

(一)开放性颅脑损伤

1.火器性颅脑损伤

包括头皮伤、颅脑非穿透伤和颅脑穿透伤。颅脑穿透伤又包括盲管伤、贯通伤和切线伤。

2.非火器性颅脑损伤

包括锐器伤和钝器伤,各自有头皮开放伤、颅骨开放伤和颅脑开放伤。

(二)闭合性颅脑损伤

1.头皮伤

头皮伤包括头皮挫伤和头皮血肿。

2.颅骨骨折

颅骨骨折包括线性骨折、凹陷骨折和粉碎骨折。

3.脑损伤

脑损伤包括脑震荡、脑挫裂伤、脑干损伤、下丘脑损伤、弥漫性脑肿胀和弥漫性轴突损伤。

4.颅内血肿

颅内血肿包括硬膜外血肿、硬膜下血肿、脑内血肿、多发性血肿和迟发性血肿。

三、临床表现

(一)症状

1.意识障碍

意识障碍是颅脑损伤患者伤后最为常见的症状,伤后立即出现的意识障碍通常称为原发性意识障碍。如患者伤后存在一段时间的清醒期,或原发性意识障碍后意识一度好转,病情再度恶化,意识障碍又加重,称为继发性意识障碍。

根据意识障碍的程度,可以由轻到重分为4级。①嗜睡:表现为对周围刺激的反应性减退,但患者可被唤醒,能基本正确地回答简单问题,停止刺激后很快又入睡。各种生理反射和生命体征正常。②昏睡:对周围刺激的反应性进一步减退,虽能被较响的言语唤醒,但不能正确回答问题,语无伦次,随即又进入昏睡。生理反射存在,生命体征无明显改变。③浅昏迷:失去对语言刺激的反应能力,但疼痛刺激下可有逃避动作,此时浅反射通常消失,深反射减退或消失,生命体征轻度改变。④深昏迷:对外界的一切刺激失去反应能力,深浅反射消失,瞳孔光反射迟钝或消失,四肢肌张力极低或呈强直状态,生命体征也出现紊乱,患者病情危重,预后不良。

也可用格拉斯昏迷评分(GCS)评价患者意识障碍程度:评分最高为15分,最低为3分,分值越高意识状态越好。<4分预后不良、>8分预后良好(表2-1)。

表 2-1 意识障碍程度表

睁眼反应	计分	言语反应	计分	运动反应	计分
自动睁眼	4	回答正确	5	按吩咐动作	6
吩咐睁眼	3	回答错误	4	刺痛能定位	5
刺痛睁眼	2	乱说乱动	3	刺痛能躲避	4
不能睁眼	1	只能发音	2	刺痛躯体屈曲	3
		不能言语	1	刺痛肢体过伸	2
				不能运动	1

2.头痛和呕吐

(1)头痛一般见于所有神志清楚的颅脑损伤患者,可以由头皮或颅骨损伤所致,也可由颅内出血和颅内压升高引起。

(2)头痛可为局限性的,通常多见于外力作用部位,是由于局部组织损伤及其继发的炎症反应造成的;也可为弥漫性的,常由于脑组织损伤或颅内压升高所致。

(3)头痛与病情严重程度并无一定的关系,患者诉头痛,但疼痛位置表浅而局限,且神志清楚,通常是由于颅外组织创伤所致。

(4)患者全头剧烈胀痛,且逐渐加重,并伴有反复的呕吐,应高度警惕颅内血肿的发生。

(5)伤后早期呕吐可以由迷走神经或前庭结构受损伤引起,但颅内压升高是颅脑损伤患者伤后呕吐的主要原因。反复的喷射性呕吐是颅内高压的特征性表现。

(二)体征

1.瞳孔改变

瞳孔由动眼神经的副交感支和交感神经共同支配。伤后立即出现一侧瞳孔散大,光反应消失,而患者神志清楚,可能为颅底骨折导致动眼神经损伤所致的动眼神经原发性损伤。若伤后双侧瞳孔不等大,一侧瞳孔缩小,光反应灵敏,同时伴有同侧面部潮红无汗,眼裂变小(Horner 综合征),在排除颈部交感神经受损的可能后,应考虑是否存在脑干的局灶性损伤。如双侧瞳孔缩小,光反应消失,伴有双侧锥体束征和中枢性高热等生命体征紊乱症状,表示脑干受损范围较广,病情危重。如伤后头痛、呕吐加重,意识障碍逐渐加深,伴有一侧瞳孔逐渐散大,光反应迟钝或消失,应考虑颅内血肿和小脑幕切迹疝的存在。若双侧瞳孔散大,光反应消失,则已属于脑疝晚期。一般来说,患者清醒状态下,双侧瞳孔均等地扩大和缩小,而光反应正常,并无病理意义。

2.眼底改变

颅脑损伤后早期眼底改变不常见,如存在明显脑挫裂伤或蛛网膜下腔出血时,眼底检查可见到玻璃体下火焰状出血。当出现脑水肿、颅内血肿或脑缺血时,颅内压显著增高,可以见到双侧视盘水肿,表现为视盘生理凹陷消失或隆起,边界不清,动静脉直径比例<2:3。头痛、喷射性呕吐和视盘水肿是颅内压增高的征象。

3.锥体束征

锥体束行程中任何部位的损伤都会表现出锥体束征。位于中央前回的脑挫裂伤可以导致对侧肢体程度不等的瘫痪,如病变局限,可以只表现为单瘫,可伴有病理征(+)。位于脑干部位的损伤,如部位局限,会引起对侧肢体完全瘫痪,病理征(+);如脑干广泛受损伤,则患者出现昏迷,伴有双侧肢体瘫痪,去大脑强直,双侧病理征(+)。

4.脑疝

脑疝是指颅内压升高后,颅内各腔室间出现压力差,推压部分脑组织向靠近的解剖间隙移位,引起危及患者生命的综合征。常见的有小脑幕切迹疝和枕骨大孔疝。

(1)小脑幕切迹疝:包括小脑幕切迹上疝(小脑蚓部疝)和小脑幕切迹下疝,最常见的为小脑幕切迹下疝(又称颞叶钩回疝)。脑疝发生早期,由于动眼神经的副交感支位于神经表面,最先受累,表现为同侧瞳孔最初缩小,随即扩大,光反应迟钝或消失。随着脑疝进一步发展,同侧大脑脚受压,表现为对侧肢体偏瘫,病理征(十)。大脑后动脉受压,引起枕叶皮质梗死。由于中脑受压,影响网状结构上行激活系统功能,患者出现昏迷。脑疝晚期则表现为双侧瞳孔散大,固定,深度昏迷伴有双侧病理征(十)和阵发性去大脑强直,脑干由于长期移位和受压,发生继发性损伤,患者生命体征出现紊乱。

(2)枕骨大孔疝:在压力差的作用下,小脑扁桃体向下移动,疝入枕骨大孔,形成枕骨大孔疝。由于枕骨大孔前部容纳延髓,脑疝发生时小脑扁桃体向前挤压延髓,导致延髓腹侧的呼吸和心血管中枢受累。故小脑扁桃体疝病情发展较快,而意识障碍多不明显,临床上并无特殊表现和先兆,突然发生呼吸衰竭,患者往往因抢救不及时而死亡。

四、实验室及辅助检查

(一)CT 检查

CT 检查是颅脑损伤首选的检查方法,可以准确地显示脑损伤的部位、性质和程度,如血肿的位置、大小、形态、范围、数量以及脑实质内和脑室、脑池受压移位的情况。

1.硬膜外血肿

硬膜外血肿约占各种外伤血肿的 1/3,急性硬膜外血肿多呈梭形均一高密度。

2.硬膜下血肿

硬膜下血肿按其发病急缓可分为急性、亚急性和慢性 3 种。

(1)急性硬膜下血肿:是指受伤 3 天之内者,CT 表现为均匀一致的高密度,血肿常呈新月或"3"形。

(2)亚急性硬膜外血肿:是指受伤第 4～21 天者,CT 表现为上半部的低密度和下半部的高密度。

(3)慢性硬膜下血肿:是指伤后 3 周以上者,CT 表现多呈菱形。

3.脑内血肿

以额叶、颞叶前部最多,常伴有严重的脑挫裂伤或硬脑膜下血肿。新鲜血肿 CT 表现为密度均匀的密度增高区。高密度血肿边缘清楚,周围有低密度水肿带围绕,周围也可有斑片状低密度脑挫裂伤区,同时也可有相邻脑室、脑沟、脑池不同程度的受压,中线结构向对侧移位。

4.多发性混合性颅内血肿

多发性混合性颅内血肿是指有 2 处以上的血肿,混合性血肿是指同一部位有 2 种类型的颅内血肿同时存在。

5.蛛网膜下腔出血

单纯外伤性蛛网膜下腔出血常因蛛网膜下腔的皮层静脉破裂出血所致。一般好发于对冲伤,CT 密度因出血量的大小而异。

6.脑挫裂伤

CT 表现为不规则的片状低密度水肿区,内有斑点状高密度出血灶。

7.脑肿胀与脑水肿

脑肿胀为细胞内水肿;脑水肿为细胞外水肿,即血管内液渗透到血管外间隙,可在伤后几小时内出现,12～24 小时达高峰,可持续数周。脑肿胀 CT 表现为广泛弥漫性高密度区;脑水肿 CT 为成片的低密度区,单侧脑水肿可使中线结构向对侧移位,相应的脑室、脑池受压变窄。

(二)腰椎穿刺

腰椎穿刺是颅脑损伤患者的诊断方法之一,腰穿压力＞200 mmH_2O(1.96 kPa)为颅内高压,＜80 mmH_2O(0.78 kPa)为颅内压降低,脑脊液化验检查每毫升脑脊液含有红细胞数 4 个以上为蛛网膜下腔出血。

(三)颅骨 X 线平片

X 线检查在急性颅脑损伤时,通过观察头颅 X 线平片,可以了解有无骨折或骨缝分离,有无颅内积气,有无颅内碎骨或金属异物。

(四)磁共振成像(MRI)

MRI 对于亚急性和慢性颅内血肿,尤其是 CT 检查为"等密度"的血肿,以及近颅顶和颅后窝等处 CT 检查比较困难的血肿,诊断有明显的优势。

(五)脑电图

颅脑损伤时,脑电图检测对判断脑损伤的伤灶定位有帮助。在手术前、手术中,对癫痫灶的定位有较高的价值。

(六)脑诱发电位

脑诱发电位可作为脑损伤后判断脑功能损害程度的手段,是重型颅脑损伤昏迷患者脑功能监护及判断脑死亡的客观指标。

(七)TCD检查

TCD检查对颅内较大动脉的大小、血管内血液流速的诊断有价值,在颅脑损伤时,可用于颅内血肿、脑出血、脑积水、脑脓肿、脑血管痉挛的诊断。

五、主要护理诊断

(一)急性疼痛

与外伤、头皮血肿有关。

(二)有感染的危险

与脑脊液外漏有关。

(三)意识障碍

与脑损伤、颅内压增高有关。

(四)清理呼吸道无效

与脑损伤后意识障碍有关。

(五)有失用综合征的危险

与意识障碍、肢体瘫痪、长期卧床等有关。

(六)潜在并发症

感染、失血性休克、颅内出血、颅内压增高、脑疝及癫痫发作等。

六、护理措施

(一)观察病情

1.意识观察

患者意识变化是判断颅脑损伤程度及颅内压升高与否的重要指征之一,要密切观察意识障碍程度,如意识逐渐恢复是病情好转的征象;伤后出现中间清醒期,则是硬膜外血肿的典型表现;出现进行性意识障碍,说明有进行性脑受压存在,提示颅内血肿持续增大或脑水肿加重,应立即报告医师及早处理。

2.瞳孔的观察

瞳孔的变化是颅脑损伤患者病情变化的重要体征之一,需要密切观察,详细记录。如双侧瞳孔散大、光反射消失常为死亡前兆,护士应做好急救准备;出现双侧瞳孔不等大则提示有颅内血肿发生,应积极进行术前准备。

3.注意生命体征的变化

伤后应每15～30分钟测量血压、脉搏、呼吸一次,为防止患者躁动而影响准确性,测量时按先测呼吸再测脉搏、血压,最后观察意识的顺序。如呼吸深慢,脉搏缓慢,血压高,多提示颅内压升高,或是脑疝的早期表现;如出现呼吸浅促,脉搏快而微弱,血压下降,昏迷加深则说明病情危重,应立即报告医师并配合抢救。

4.肢体活动

注意观察有无自主活动,活动是否对称,有无瘫痪及瘫痪程度等,伤后立即偏瘫或原发瘫痪加重,并伴意识障碍加重多为继发性脑损伤。

(二)急救护理

1.分诊评估

询问病史和体格检查要有重点,了解受伤的时间、原因、外力作用的部位及伤后昏迷情况。检查头部受伤情况有无合并其他部位的损伤,重点了解神经系统症状(如意识、瞳孔、肢体活动及颈部有无抵抗),同时测量生命体征,如病情允许遵医嘱送 CT、X 线等检查,快速检查诊断和紧急处理应穿插进行。

2.伤情判定

(1)GCS 昏迷评分:是目前国际通行的病情判断标准,分为轻(13～15 分)、中(9～12 分)、重(3～8 分)型,有人将 3～5 分定为特重型。患者一旦能说话或睁眼视物就表明昏迷的结束。要除外因醉酒、服大量镇静剂或癫痫发作后所致昏迷。

(2)观察生命体征:重症颅脑损伤出现血压升高,呼吸、心率减慢,血氧饱和度下降,是颅内高压中晚期的表现,说明病情危重。

(3)瞳孔变化:继发性动眼神经损伤当出现两侧瞳孔不等大光反射消失时,小脑幕切迹疝已经形成,脑干受压时间较长,预后差。

(4)监护指标:重症颅脑创伤者大多有低血压和低氧血症,如果平均动脉压低于 90 mmHg,血氧饱和度低于 90%,预后常不良。同时应注意影响血氧饱和度变化的可能原因:①气道不畅,主要是舌后缀和痰液堵塞气道。②颅内高压。③肺不张,肺功能差,气血交换减弱。④皮肤颜色及外周血运导致血氧饱和度检测误差。另外,颅内压监护能协助分析判断脑部病情变化趋势和脑组织的代偿能力,及时发现颅内压增高。

3.呼吸支持

(1)应保持呼吸道的通畅和充分供氧,头抬高30°,半卧位,防止颈部过度屈曲和伸展。

(2)舌后坠及咳嗽反射减弱可发生呼吸道阻塞,导致机体缺氧或二氧化碳潴留,从而加重脑水肿。因此,应及时清除呼吸分泌物,如舌后坠可用舌钳将舌拉出,如呼吸道困难、吸痰效果不好,应早期行气管切开术。

(3)进行吸痰及其他口腔呼吸道处理时,应避免刺激气管咽部以免产生剧烈咳嗽,使颅内压增高或呕吐。

(4)如患者自发过度换气,可呈现呼吸性碱中毒,PaO_2 约为 100 mmHg、$PaCO_2$ 为 25~30 mmHg,可使脑血容量下降,颅内压降低。

4.建立静脉通路

(1)颅脑外伤患者来诊后不可被血压无变化的假象所迷惑。仍要积极抗休克治疗,立即建立静脉通道,输入平衡盐,尽快输入胶体溶液和血液,预防及纠正休克。

(2)即使在血压正常的情况下也应有治疗休克的防范措施,如每5分钟测一次血压。

(3)在脑外伤急性期,有不同程度的水钠潴留,为减轻脑水肿,应限制钠盐摄入量,成人每天补液 2 000 mL 左右,以预防脑水肿。

5.给予脱水药

20%甘露醇输入为最重要的降颅内压的办法,利尿剂(如呋塞米等)也可促进患者脱水,以减轻脑水肿,应遵医嘱给脱水药,并观察尿液变化判断脱水效果。但在给药前必须测量血压,避免在休克基础上脱水治疗,休克时脱水非但不能改善脑水肿反可加重休克。因此在给予脱水药前后应测量血压,预防低血压。

(三)脑脊液漏的护理

1.卧位

(1)脑脊液漏患者应采取仰卧头部抬高位,目的是患者抬高头部后,可借助颅内压增加脑组织的重力压闭硬膜(瘘孔),从而减少或阻止脑脊液外流,以促进伤口愈合,同时防止脑脊液反流而引起逆行颅内感染。

(2)在变换体位时需注意协助翻身活动时,保持头高位状态,避免用力,动作轻柔、缓慢。

(3)保证头部抬高位,防止脑脊液反流,同时避免用力咳嗽、打喷嚏。

(4)预防便秘,以防突然用力,使颅内压增高,引起脑脊液漏出增加。

(5)咳嗽不止者可用镇咳药,便秘者给予缓泻剂及多进食纤维食物。

2.脑脊液外渗的护理

脑脊液伤口渗液患者,保持内层伤口敷料无菌,外层伤口敷料浸湿后随时更换,定时换药,观察脑脊液渗出情况。

3.心理护理

患者因脑脊液外漏而产生紧张情况加上体位活动的局限性,以致精神紧张、睡眠质量下降,因此做好解释工作,缓解焦虑,促进睡眠及体力恢复。

4.注意事项

(1)脑脊液耳漏的患者应注意禁止用棉球堵塞外耳道,保持外耳道清洁,每4小时用75%酒精棉签或棉球消毒外耳道及耳郭1次,以无菌干棉球轻放于外耳道口,下垫以无菌治疗巾,并及时更换浸湿的敷料及无菌巾,防止感染。

(2)脑脊液鼻漏者勿抠鼻、擤鼻,要保持鼻腔清洁,定时以无菌棉签擦拭,在鼻前庭处松放一个无菌棉球,浸湿后及时更换。

(四)颅内压增高的紧急处理

1.保持安静

(1)绝对卧床休息。

(2)避免约束患者,以免患者挣扎而致颅内压增高。

2.采取头高位

(1)抬高床头30°,患者有休克和脊髓损伤情况除外。身体自然倾斜,有利于静脉回流,以减少颅内血容量和降低颅内压。

(2)头、颈安排呈一直线,不要压迫扭转颈静脉。

3.判断意识状况

颅内压增高的患者如意识障碍呈进行性加重,应警惕脑疝的出现。判断方法可采取语言刺激,及时呼唤患者,并做简单的对话;若无反应可进一步疼痛刺激,即用手捏患者的胸大肌外侧缘,压迫眶上神经或用针刺等方法,以观察患者对疼痛的反应;同时注意患者有无吞咽反射、咳嗽反射、大小便失禁或角膜反射等。

4.脑疝的救护

脑疝是颅内压持续增高导致的结果。如能及早发现并进行积极的抢救,尽早祛除病灶,患者可以获救,并恢复良好。若延误抢救时机,因中枢衰竭难以恢复,最终可因各种并发症而死亡。

(1)静脉快速推注或滴注脱水剂,如20%甘露醇250 mL。

(2)留置导尿,监测脱水效果。

(3)保持呼吸道通畅,清除呼吸道分泌物后吸氧。

(4)密切观察呼吸、心率、瞳孔变化,对呼吸功能障碍者应立即行人工呼吸,并行气管内插管辅助呼吸。

(5)对枕骨大孔疝者应迅速备好脑室穿刺用物及器械,配合医师行脑室穿刺脑脊液引流术。

(6)紧急做好术前特殊检查和手术准备。

5.吸痰

在做吸痰等呼吸道处置时,应避免过度刺激支气管而产生剧烈的咳嗽使颅内压过高。如颅内压升至 30 mmHg 以上时,应暂停操作或给予小剂量镇静剂。

6.做好过度换气的监护

过度换气是治疗外伤性颅内压增高的基本方法,过度换气可迅速降低颅内压,使脑损伤区的小动脉收缩,毛细血管压力下降,静脉回流增加,改善损伤区的血管灌注,减低颅内压。通常将 $PaCO_2$ 降至 $25\sim30$ mmHg,换气后半分钟内颅内压即可下降,5 分钟后稳定在较低的水平,以后缓慢回升,但大多低于治疗前。正确合适的换气可使躁动患者变为安静,气道压力一般保持在 20 mmHg 以下,如清除气道分泌物后压力仍高,则需增加呼吸频率。应用中应避免 $PaCO_2 < 22$ mmHg,否则可导致缺血缺氧性脑损害和脑乳酸/丙酮酸比例增高,出现意识障碍、脑电图改变、氧化还原反应异常等。在过度通气的应用中,应监测脑血流量或颈内静脉血含氧量。

7.对症护理

脑室置管监测颅内压,同时行脑脊液引流,对减轻脑水肿治疗颅内高压有效。

8.避免胸膜腔内压或腹压上升

(1)应尽可能地预防患者采用屏息动作,应保持大便通畅、质软。因为患者用力排便时会使腹压上升,会间接导致脑血回流受阻而产生颅内压增高。

(2)禁止大量灌肠。

9.预防血压突然变化过大

正常情况下,动脉压上升颅内压也会受人体自动调节功能的影响而上升,收缩压应维持在 $100\sim160$ mmHg。

(1)做完气管内吸痰、胸腔物理治疗、翻身等护理活动后,应监测其血压变化情况。

(2)按医嘱给予止痛剂或局部麻醉,以缓解患者因疼痛不适而造成的血压上升。

10.预防全身性感染

全身性感染会使心排血量增加,血管舒张而增加脑血流。

(1)体温若>38 ℃则须告知医师。

(2)更换患者身体上的伤口敷料或做各种管路护理时,应严格按照无菌操作原则去做。

11.用药护理

(1)每天的液体输入量应保持在 1 500 mL 左右,造成轻度脱水状态有利于预防和治疗颅内压增高。

(2)若使用高渗透性利尿剂则不可过分限制水分,应以前一天的排出量作为输入量的依据,以免脱水过度。

(3)用 10%葡萄糖,不用生理盐水或低渗糖。生理盐水可导致钠过多,低渗糖能降低血浆渗透压,加重脑水肿。

(4)遵医嘱给予类固醇,减轻脑水肿。

12.降低体温

头部外伤患者因脑组织水肿或颅内血块压迫,使下丘脑的体温控制中枢调节失衡,为了减少脑代谢的需要,所以必须提供一些降低体温的护理措施。

(1)定时测量腋温或肛温。

(2)减少被盖。

(3)遵医嘱给予物理或药物降温。

(4)头部枕冰袋或戴冰帽,在腋下及腹股沟部位使用冰袋,直接作用于表浅的大血管可加速体温下降。

(5)使用低温毯。

(6)冬眠低温:按体重给予冬眠Ⅰ号、Ⅱ号合剂或其他配方。

(五)颅脑手术的护理

1.术前护理

(1)完成一切术前检查,以评估心、肺、肾功能。

(2)严密观察意识、瞳孔、生命体征的变化,如有异常及时通知医师。

(3)当患者出现头痛剧烈、呕吐加剧、躁动不安等典型变化时,应立刻通知医师并迅速输入 20%甘露醇 250 mL,同时做好手术前准备工作。

(4)急诊入院患者诊断明确且有手术指征,应立即做好术前准备工作,如禁食、剃头、配血、皮试。

(5)对于躁动不安、去大脑强直患者应注意安全保护,防止意外的发生。

(6)禁止轻易使用止痛剂,以免掩盖病情变化。

(7)保持病房安静,避免不良刺激。

(8)对择期手术患者,应鼓励患者及家属面对手术,做好心理护理,使患者的情绪稳定。①向患者及家属说明手术的过程。②与家属和患者交谈,使患者或家属在交谈时说出所担忧的事,或对手术所持的期望。③向患者或家属说明手术后可发生的改变,如头发被剃光会有敷料包裹头部,手术后可能会有眼睑水肿,3~4 天即可改善。

(9)完成手术前身体准备:①遵医嘱限制食物与液体的摄取,以减轻脑水肿。②评估患者是否有现存性或潜在性便秘,应教导患者勿用力排便,灌肠也应采取小量灌肠,以防颅内压增高。③头皮的准备:手术前一天应剃头、洗头,并检查是否有损伤或感染。手术当天清晨刮头、清洗消毒后,以无菌治疗巾包裹头部。④留置导尿管,以监测手术中及手术后的尿量。

(10)手术前用药:术前 30 分钟应用镇静剂和减少气管分泌及抑制迷走神经的药物。

2.术后护理

(1)维持呼吸道通畅:①根据患者的情况及时吸痰。②给予持续低流量吸氧,预防血氧过低而加重脑水肿。③必要时应使用呼吸机。④在患者主动咳嗽和吞咽反射未恢复前不可经口进食,意识不清者可插鼻饲管提供营养。⑤定时抽血做血气分析,并观察患者的呼吸形式。

(2)体位:①患者在麻醉未清醒之前或血压降低时应采取平卧位。②幕上手术:麻醉清醒后应抬高头部 30°以减少出血,促进静脉回流。③幕下手术:只在颈背下垫小枕,使头处于微伸姿势,也可采取左、右侧卧姿势。

(3)护士应严密观察引流液量、颜色,及时发现异常情况。①观察伤口敷料有无渗血、渗液情况,保持伤口处敷料干燥。②及时记录引流量。③监测血常规及体温。④保持引流管通畅,引流管不可扭曲、受压、折叠。⑤留置引流管的患者,需搬动外出检查时应将引流管夹闭。⑥定期更换引流袋,并注意无菌操作。

(4)护理操作时头部适当制动,避免牵拉引流管。

(5)枕上垫无菌治疗巾,若污染应及时更换。

(6)遵医嘱按时使用抗生素。

(7)保持病室内温湿度适宜。

(8)保持病室内空气新鲜,每天定时通风。

(9)预防手术后并发症。①出血:手术后 24 小时内常会有出血倾向,必须监测患者的生命征象及意识情况,有时甚至需再行手术治疗。②癫痫:幕上手术发生癫痫的危险性颇高,应服用抗癫痫药物,定期检查血药浓度。③肺部并发症:对昏迷或意识不清的患者应观察其呼吸形态,若有呕吐时应平卧,头偏向一侧,以防呕吐物吸入肺内,平时的护理计划应包括背部叩击、翻身。意识清醒者则可鼓励深呼吸、有效咳嗽。在危急情况下,例如延髓麻痹患者则可做气管切开术。

(六)心理护理

不论患者或家属,在整个病程当中都可能会表现出疾病带来的心理反应,如焦虑、愤怒、不满、恐惧、不配合等,甚而会干扰医护治疗,有些心理反应是因为医护人员对患者手术过程、病程进展方面的解释不清,无法满足患者或家属的认知而产生,所以在做任何医疗、护理活动之前都应耐心地向他们说明,以免因患者、家属这方面的知识不足而延误治疗,在不违反治疗原则的基础之上,应满足其心理、身体上的安全需要。

(七)健康教育

(1)疾病相关知识指导:教导患者需保持情绪稳定,告知患者及家属脑震荡是最轻的脑外伤,伤后可能有头痛、头昏、头晕及恶心、呕吐等症状,但经适当休息和服药后可完全恢复正常,避免颅内压上升。

(2)重型颅脑损伤患者在神志、体力逐渐好转时,应告知患者现在的头痛、眩晕、耳鸣、记忆力减退、失眠等症状有些是属于功能性的,可以恢复,鼓励患者生活自理,防止过度依赖医务人员。

(3)告知患者注意安全,以防发生意外。

(4)告知运动计划的重要性,并指导患者切实执行。

(5)教导家属适时给予患者协助及心理支持,并时常给予鼓励。

(6)教导出院患者树立战胜疾病的信心,在家中应加强功能锻炼,癫痫患者要按时服药,防止癫痫发作时的意外伤害。

(7)告知颅骨缺损患者半年后行颅骨修补。

(8)定期返院检查。

第二节 胸部创伤

胸部创伤在平时和战时都较常见。近年来随着交通事业和工农业的发展,其发生率和病死率均有增加趋势。创伤常破坏骨性胸廓的完整性,胸腔内的心、肺和血管发生挤压、破裂,组织广泛挫伤、出血,引起不同程度的呼吸循环功能紊乱;胸部严重创伤如处理不及时或处理不当,会立刻危及生命。

胸部创伤可单独发生,也可与身体其他部位创伤同时存在形成多发伤。胸部创伤按创伤机制分为钝性损伤、穿透性损伤、医源性损伤和肺爆震伤。钝性损伤如车祸、挤压、撞击、打击等暴力直接作用于胸部,或因腹部轧压、高处坠落受伤间接暴力加剧血管腔内及腹腔内压力的传导,致心脏和大血管破裂、支气管断裂或膈肌破裂等。穿透性损伤亦称为胸部穿通伤,如锐器戳伤、枪弹伤等。医源性损伤可由胸腔穿刺、针灸导致肺创伤,以及支气管镜检查导致的气管、支气管创伤。按创伤性质可分为开放性损伤(胸部创伤后胸膜腔与外界相通)和闭合性损伤(胸部创伤后胸膜腔与外界不相通)。

一、病因及发行机制

目前,胸部创伤的主要原因是交通事故、高处坠落伤和挤压伤。一般根据是否穿破壁层胸膜、造成胸膜腔与外界沟通,分为闭合性和开放性两大类。

(一)闭合性损伤

闭合性损伤主要为钝性伤和爆震伤。钝性伤多由于暴力挤压、冲撞或钝器打击胸部所引起。轻者只有胸壁软组织挫伤或(和)单纯肋骨骨折,重者多伴有胸腔内器官或血管损伤,导致气胸、血胸。有时还可造成心脏挫伤、裂伤,产生心包腔内出血。十分强烈的暴力挤压胸部,可引起创伤性窒息。爆震伤属特殊暴力致伤,又称胸部冲击伤。常因高压气浪、水浪冲击胸部,引起心肺组织广泛钝挫伤后继发组织水肿,导致 ARDS、心力衰竭和心律失常等。

(二)开放性损伤

开放性损伤主要为穿透伤,亦称为穿通伤,如锐器戳伤、枪弹伤等,其创伤程度与致伤物的大小、形状、速度、转速及是否在体内爆炸等关系密切。医源性损伤可由胸腔穿刺、针灸导致肺创伤,以及支气管镜检查导致的气管支气管创伤。

二、临床表现

(一)肋骨骨折

肋骨骨折是指暴力直接或间接作用于肋骨,使肋骨的完整性和连续性中断,是最常见的胸部损伤。其中第4~7肋骨长而薄,最易折断。多数肋骨骨折常因外来暴力所致,部分肋骨骨折见于恶性肿瘤发生肋骨转移的患者或严重骨质疏松者。

主要临床表现为骨折部位疼痛,当深呼吸、咳嗽或转动体位时疼痛加剧;部分患者可因肋骨骨折出现咯血,并可有不同程度的呼吸困难、发绀或休克等;体查:受伤胸壁肿胀,局部明显压痛,甚至有骨摩擦音;多根多处肋骨骨折者,伤处可见反常呼吸。胸部X线平片和CT检查可显示肋骨骨折断裂线和断端错位。

(二)血气胸

临床表现主要为呼吸困难、发绀、面色苍白、烦躁不安、休克,有时可听到空气通过伤口的吸吮声,开放性气胸伤口直径在2~3 cm时,如不加以封闭可在短时间内死亡。几乎每个胸膜伤、肋骨伤、肺损伤均可有血胸存在,按胸膜腔内积血多少可分为:①少量血胸,血量不超过500 mL,一般无临床症状,在X线平片上仅见肋膈角消失。②中量血胸,血量为500~1 500 mL,上界可达肺门平面。③大量血胸,血量超过1 500 mL,上界可达胸膜腔顶,严重的压缩肺脏。

(三)肺挫伤、撕裂伤及血肿形成

致伤物穿通胸壁、胸膜到肺部,形成伤道,发生组织破碎出血、肺不张。X线平片表现为不规则的片状密度增高影,常伴有血胸、气胸和异物存留。胸部闭合性创伤还可引起肺组织撕裂,由于其周围肺组织回缩,留有腔隙充满血液,即形成肺血肿。肺血肿X线平片表现为圆形或半圆形浓密影。

(四)气管及支气管裂伤

气管裂伤常发生在近隆突处,而支气管裂伤大多在主支气管离隆突1~2 cm处。成年人常并发第1~3肋骨前段骨折,儿童由于胸廓弹性较好,可无骨折现象。

(五)纵隔气肿

外伤性纵隔气肿发生于胸部闭合伤。由于压力突变,肺、气管、支气管或食管破裂,气体进入肺间质内,形成肺间质气肿。气体再经间质沿血管及支气管进入纵隔,形成纵隔气肿。气体可上升到颈部软组织中,形成皮下气肿。X线平片表现为沿纵隔两侧边缘有条状透光带,在心影两旁特别明显。侧位片见气体位胸骨后,将纵隔胸膜推移向后,呈线条状影。

(六)异物

胸部火器伤常有弹片、碎骨片、石块、木屑破片等异物存留于胸壁或肺内。金属性异物用 X 线检查即可查出。

(七)外伤性膈疝

由于横膈破裂,腹腔器官通过裂口进入胸腔形成膈疝。由于右侧横膈下肝脏的保护作用,外伤性膈疝 90% 以上发生在左侧,通常累及横膈的中央或后部。X 线平片表现伤侧横膈面部分消失或不能见到,在胸腔内可见含气的胃肠影,其中有的可见气液面。

三、实验室及辅助检查

(一)X 线检查

胸部 X 线检查可明确骨折的部位和移位程度、有无胸膜腔内积液与积气以及积液与积气量;肺部有无血肿阴影或其他病理改变;心脏大小及胸心比;纵隔有无移位;胸内异物及其大小、位置。

(二)CT 扫描

CT 扫描在胸部创伤中主要应用于:①疑有胸腔或心包积液(血),但 X 线平片和超心动图未能检出时。②了解血、气胸有无,以及积血、积气量的多少,肺组织挫伤情况。③血胸和胸腔积液的鉴别。④鉴别胸部创伤引起的胸腔内感染是肺脓肿或脓胸。⑤螺旋 CT 三维重建有助于发现 X 线平片不易显示的胸骨、肋骨骨折。

(三)心电图

对严重胸部创伤和疑诊心脏损伤患者,常规进行心电监护。

(四)超声检查

因伤情严重而不允许进行其他检查时,可做超声检查。以探测胸腔内积液(血)、心包积液(血)和伤后心脏解剖结构与功能的病理变化。

(五)胸腔穿刺

胸腔穿刺术具有诊断与治疗的双重作用,它是胸部创伤常用的一种诊疗基本技术,对于张力性气胸紧急胸腔穿刺排气具有挽救生命的作用。临床应根据抽气或抽血不同目的选择不同的穿刺部位。穿刺时顺利抽到血液,则血胸可能性很大,血中带有气泡提示肺或支气管裂伤伴出血,血中混有消化道内容物则为胸腹联合伤并有消化道穿破;大量血胸合并休克患者,经抗休克治疗并抽出部分胸内积血后,呼吸循环功能暂时改善,但不久又加重,抽出血液很快凝固者,提示有持续性胸内出血,是剖胸探查的指征;胸腔穿刺时可见高压气体外推针筒芯,提示胸腔内压力很高,为张力性气胸;气体抽不尽,说明肺组织或呼吸道有持续漏气,应放置胸腔闭式引流。

(六)心包穿刺

心包穿刺既可诊断血心包,又可作为暂时缓解急性心脏压塞的措施。对急性心脏压塞者行心包穿刺,既可确定心脏损伤诊断,又是紧急抢救的措施之一。心包穿刺时抽出血液,证明心包积血;抽出空气,证明心包积气。

(七)支气管镜与胸腔镜检查

支气管镜与胸腔镜检查是胸部创伤重要的诊断方法,有条件时可以应用。

四、主要护理诊断

(一)气体交换障碍

与肋骨骨折导致的疼痛、胸廓运动受限、反常呼吸运动、肺组织受压或肺萎陷有关。

(二)急性疼痛

与胸部组织损伤有关。

(三)潜在并发症

出血、肺部感染和胸腔感染。

(四)外周组织灌注无效

与心脏破裂导致的心脏及胸腔内出血、血容量不足、心律失常和心力衰竭有关。

五、护理措施

(一)伤情评估

1.临床表现

表现为:①呼吸困难、发绀、神志改变等。②二氧化碳潴留:心动过速、血压升高、周围血管扩张及神志改变等。③应激性溃疡、酸碱失衡等。

2.需要紧急处理而不容许进行更多延误的伤情

包括:①呼吸道阻塞;②浮动胸壁的反常呼吸运动;③开放性气胸;④张力性气胸;⑤大出血;⑥急性心脏压塞。

3.进行性出血的征象

如:①经输血输液后血压不回升或升高后又迅速下降。②脉搏逐渐增快、血压持续下降,穿刺出的胸血很快凝固。③重复测定血色素、红细胞计数及血球压积呈进行性降低。④胸血凝固抽不出,但病情恶化,肺与纵隔受压加重,X线检查胸内阴影继续增大。⑤经胸腔闭式引流后,引流量仍超过 5 mL/(kg·h),持续 3 小时以上;此点特别重要,强调经闭式引流后的血胸引流量与速度。

(二)急救护理

1.初期处理

(1)搬动胸部创伤患者时,应双手平托患者的躯干部,保护患者的受伤部位。抬、搬、放等动作要轻柔,勿牵拉、扭曲,避免再损伤。

(2)立即去掉污染衣裤,暴露受伤部位,用胸带包扎固定胸部,以减轻疼痛和控制反常呼吸,避免加重胸部创伤。

(3)保持呼吸道通畅,改善通气功能。首先清除口腔及呼吸道的分泌物,给予氧吸入,必要时给予人工通气。

(4)器械准备包括:胸部固定带、胸腔穿刺包、胸腔引流瓶、吸氧管、吸痰器、气管切开包、静脉切开包、输血器、输液器及各种抢救药品等。

2.病情观察

(1)根据病情,每15~30分钟测生命体征一次,并详细记录。

(2)如患者输液输血后血压仍不回升,反而下降,应考虑胸腔内有活动性出血或合并其他脏器破裂的可能,应及时报告医师迅速查明原因。

(3)密切观察尿量、尿色,给患者留置导尿管,每小时测量尿量,观察尿色,如尿量每小时<25 mL,尿色变深呈酱油色,说明有效循环血量仍不足或肾功能不全,报告医师处理。

(4)观察胸腔内气体排出情况,如 24 小时以后的时间内,平静呼吸时,引流管内仍有大量气体逸出,则考虑有支气管断裂或肺组织破裂的可能;如咳嗽或深呼吸时有大量气泡逸出,且水柱波动大,应考虑有肺泡破裂或胸腔内有大量残留气体的可能;如咳嗽时无气泡逸出,水柱波动不明显,听诊伤侧呼吸音清,表明伤侧肺组织膨胀良好,可考虑拔管。

3.纠正休克

(1)快速补充血容量,建立 2 条静脉通路,必要时加压输血输液。若静脉穿刺有困难,做大隐静脉切开或锁骨下静脉穿刺。如果条件允许可做中心静脉压测定,作为输液的客观指标。

(2)对严重休克患者应平卧位,收缩压稳定在 120 mmHg 以上时,应予半卧位,以利胸腔引流,减少血液对肺脏的压迫促使肺扩张。

(3)迅速排出胸腔积血、积气,当患者胸腔内大量积血、积气,使气管移位,肺脏被压缩 30% 以上,引起呼吸、循环衰竭,应在抢救休克同时,立即给胸腔闭式引流并加强引流管的护理。

(三)胸腔闭式引流术的护理

1.目的

行胸腔闭式引流术的目的是:①排出胸腔内气体、液体,使肺尽快膨胀,恢复正常呼吸循环功能,减少并发症(感染与纤维胸形成)。②通过胸腔引流液的性状,来判断胸腔内是否有继续漏气、出血、消化液、食物、粪便等污染,以便及早采取治疗措施。③在有胸腹联合伤时,采用气管内麻醉下进行开腹探查术之前,应在伤侧胸腔(甚至两侧)预先做好闭式引流术。有了引流管可以预防在加压呼吸中,突然发生张力性气胸所引起的休克。

2.物品准备

胸腔闭式引流包、胸腔引流管袋 1 副或无菌闭式引流水封瓶 1 套,10 mL 注射器、1% 利多卡因、无菌手套。

3.手术方法及配合

病情许可取坐位,若病情严重者取斜坡卧位,必要时将患者患侧上肢上举抱头,暴露手术部位。术者戴无菌手套,护士铺置胸腔闭式引流包、无菌盘,并将空针、胸腔闭式引流管置于手术无菌盘内。协助医师消毒,打开碘酒、酒精罐,常规消毒后铺无菌巾。协助医师麻醉,消毒好局麻药瓶盖,将麻药标签向医师拿起麻药瓶,术者持 10 mL 注射器抽吸麻药,做局麻。术者在引流处做 2 cm 左右切口,用血管钳分开各肌层达胸膜腔,用血管钳夹持引流管置入胸腔,并以三角针 1 号线将引流管固定于皮肤上,引流管周围切口盖无菌纱布,胶布固定。引流管迅速接闭式引流袋或接水封瓶口。

4.注意事项

严格无菌操作防止胸腔感染。保持引流管通畅,引流管准备不可太细或太软,防止引流管扭曲、打折、受压、脱出,经常用手顺管由上向下挤压,以防血块或纤维素凝块堵塞管腔。密切观察管内液面波动情况,记录引流液颜色性状及引流量。引流袋(瓶)必须置于身体水平位以下,严防引流液倒流。使用水封瓶时,必须将来自胸腔引流管的玻璃管浸入液面下 2 cm,以防空气进入胸腔。有时由于肺裂伤严重,大量漏气自引流管自由排气仍不能解除张力性气胸,可在引流瓶上加以缓慢的负压吸引装置,加速排气促进肺膨胀。引流管中有胃液、肠液、胆液或新鲜咽下的食物时,则证明有胸腹联合伤,可能存在胃、肠、食管或膈肌破裂。

(四)预见性观察

1.多根肋骨骨折

应观察呼吸情况,注意是否存在反常呼吸(吸气时胸廓扩展,浮动部内陷;呼气时胸廓恢复原位,浮动部外凸),疑有反常呼吸存在的患者应做好血氧饱和度监测,定期监测血气,及时通知医师。

2.血气胸

应判断是否存在进行性血胸:①脉搏逐渐增快,血压持续下降;②经输血补液后,血压不回升或升高后又迅速下降;③红细胞计数、血红蛋白和血细胞比容等重复测定,呈继续下降趋势;④X 线平片显示胸膜腔阴影继续增大;⑤胸腔闭式引流后,引流量持续 3 小时超过 200 mL/h,应考虑剖胸探查。

3.创伤性 ARDS 或连枷胸

在使用 PEEP 或 CPAP 时,应严密观察血压变化,防止因胸膜腔内压增高引起回心血量减少,血压下降。

4.使用呼吸机的注意事项

用呼吸机者应做好气道管理(滴药,雾化),保持呼吸道通畅,勤翻身、拍背,合理选用抗生素,预防感染。

第三节 腹 部 创 伤

腹部损伤是指由各种原因所致的腹壁和(或)腹腔内器官损伤。根据是否穿透腹壁、腹腔是否与外界相通,可分为开放性腹部损伤(常因刀刃、枪弹、弹片等利器引起)和闭合性腹部损伤(常因坠落、碰撞、冲击、挤压、拳打脚踢等钝性暴力引起);根据损伤腹内器官的性质,可分为实质性脏器损伤(肝、脾、胰、肾等或大血管损伤)和空腔脏器损伤(胃肠道、胆道、膀胱等损伤)。实质性脏器损伤以出血为主要表现,空腔脏器损伤以弥漫性腹膜炎、感染性休克为主要表现。常用辅助检查包括血、尿常规,血、尿及腹水淀粉酶,影像学检查,诊断性腹腔穿刺或腹腔灌洗等。主要处理原则包括急救处理、非手术治疗和手术治疗。

一、病因及发病机制

腹部创伤常见的病因主要分为以下两类。

(一)闭合性损伤

受钝性暴力所致,若损伤仅造成单纯腹壁损伤,一般病情较轻;若合并内脏损伤,大多为严重创伤。腹部空腔脏器的内容物如胃肠液、粪便、胆汁等若溢入腹膜腔内,会引起严重感染,造成弥漫性腹膜炎。腹内实质性脏器如肝、脾、胰等损伤,常造成大量血液进入腹膜腔或腹膜后,引起失血性休克。若不及时诊断和治疗,将会有生命危险。

(二)开放性损伤

分贯穿伤和非贯穿伤,常见为贯穿伤,战时多见。大多伴有腹内脏器损伤。

腹部创伤的程度以及是否涉及内脏等问题在很大程度上取决于暴力的情况(如暴力的性质、作用强度、速度、作用物的硬度、作用部位和作用方向等)。此外创伤的情况还受解剖特点、内脏病理情况及功能状态等因素的影响。例如肝、脾的组织结构脆弱、供血丰富、位置较固定,在受到暴力打击之后,比其他脏器更容易破裂。

二、临床表现

(一)腹痛

腹痛是腹部创伤的主要症状。最先疼痛的部位常是损伤脏器的所在部位,但随即会因血液、肠液等在腹内播散、扩大而导致腹痛范围扩大,腹痛呈持续性。一般单纯脾破裂或肠系膜血管破裂出血腹痛较轻,常有腹胀。如空腔脏器穿孔致肠液、胆汁和胰液等溢入腹腔,刺激性强,则腹痛重。

(二)恶心、呕吐

空腔脏器破裂,内出血均可刺激腹膜,引起反射性恶心,呕吐,细菌性腹膜炎发生后,呕吐是肠麻痹的表现,多为持续性。

(三)腹胀

早期无明显腹胀,晚期由于腹膜炎产生肠麻痹后,腹胀常明显。腹膜后血肿由于刺激腹膜后内脏神经丛,也可反射性引起肠麻痹,腹胀和腰痛等症状。

(四)腹膜刺激征

腹膜刺激征表现为腹部压痛、反跳痛和腹肌紧张等。除单纯脾破裂对腹膜刺激轻外,其他腹内脏器伤有较明显的腹膜刺激征。压痛最明显处,往往是损伤脏器所在部位。

(五)肝浊音界消失

肝浊音界消失对闭合伤有诊断意义,多表示空腔脏器破裂,气体进入腹腔形成膈下积气。

(六)移动性浊音

伤后早期出现移动性浊音是腹内出血或尿外渗的依据,破裂出血的脏器部位可出现固定性浊音,这是因为脏器附近积存凝血块所致。

(七)肠鸣音减弱或消失

早期由于反射性肠蠕动受抑制,晚期由于腹膜炎肠麻痹致肠鸣音减弱或消失。

(八)休克

无论空腔脏器或实质脏器伤,均可能有休克。实质性器官伤出血量>1 500 mL、出血速度快者,伤后早期即有低血容量性休克,空腔脏器损伤如超过 12 小时以上,易并发中毒性休克。

三、实验室及辅助检查

(一)实验室检查

检测红细胞计数和血红蛋白含量,注意有无持续下降,进一步明确有无腹腔内出血的可能。测白细胞计数以了解腹腔感染情况。血尿或尿中有大量红细胞提示泌尿系统损伤。胰腺有损伤时,血尿淀粉酶值增高。

(二)影像学诊断

腹部创伤的患者如条件允许均应行胸腹部的 X 线平片。胸部平片可观察到下位肋骨骨折;腹部平片可观察到膈下积气,某些脏器的大小、形态和位置的改变;这些对于腹内脏器损伤的诊断有一定帮助。如脾破裂时可见左膈升高,胃受压右移,胃结肠间距增宽,左侧下位的肋骨骨折等。有条件的地方还可行选择性动脉造影,对内脏出血的部位有一定的诊断价值;尿道膀胱造影可帮助诊断尿道膀胱损伤;甚至可行 CT 检查。但是,由于腹部伤的患者多较严重,有些处于休克状态,实际上,这些检查常受到很大限制。除此之外,超声检查对内脏的外形、大小、腹腔内积液的检查有一定帮助,但假阳性和假阴性较多。

(三)腹腔穿刺术

诊断性腹腔穿刺阳性率可达 90%,故对诊断腹腔内脏有无损伤和那一类脏器的损伤有很大帮助。只要怀疑有腹腔内脏损伤,一般检查方法尚难明确诊断的情况下均可进行此项检查。若穿刺吸出不凝固血液,提示腹腔内出血,多为实质性脏器损伤所致;如抽出物为胃内容物或胆汁,提示胃肠损伤、胆囊或肠道损伤。如有尿液抽出,则为膀胱损伤。如无液体抽出,并不能完全排除无内脏损伤的可能,仍应严密观察病情。但在严重腹胀或有肠麻痹,或既往有腹腔严重感染及做过大手术,疑有广泛腹腔粘连的情况应慎重。

四、主要护理诊断

(一)体液不足

与损伤致腹腔内出血、腹膜炎、呕吐、禁食等有关。

(二)疼痛

与腹腔内器官破裂及消化液刺激腹膜有关。

(三)潜在并发症

损伤器官再出血、腹腔脓肿。

五、护理措施

(一)现场急救

腹部损伤可合并多发性损伤,在急救时应分清轻重缓急,首先处理危及生命的情况。根据患者的具体情况,可行以下措施。

(1)心肺复苏。

(2)配合医师处理明显外出血、开放性气胸或张力性气胸。

(3)紧急进行血常规、生化、交叉配血等检查。

(4)迅速建立 2 条以上静脉通路,快速输血、输液补充血容量,使用止血药物。

(5)开放性腹部损伤者,妥善处理伤口。应注意腹内脏器或组织自腹壁伤口突出者,可用消毒碗覆盖保护,切忌强行还纳,以免加重腹腔感染。

(6)密切观察病情变化。

(二)非手术治疗的护理

1.休息与体位

诊断未明确时应绝对卧床休息,观察期间不随便搬动患者,以免加重病情;待病情稳定,可根据受伤部位、程度采取不同卧位。

2.严格执行"四禁"

诊断未明确之前应绝对禁食、禁饮、禁灌肠、禁止痛药,必要时持续胃肠减压。

同时需要注意腹部损伤患者,由于可能存在胃肠道穿孔,进食或灌肠可能导致肠内容物漏入腹腔,从而加重感染。因此,诊断未明确的患者应禁食、禁饮、禁灌肠。疑有空腔脏器破裂或明显腹胀时,应及早进行胃肠减压,减少胃肠内容物漏出,减轻腹痛。

3.病情观察

(1)每15～30分钟测量一次脉搏、呼吸、血压,必要时观察神志、瞳孔的变化。检查腹部体征及测量腹围,注意腹膜刺激征的程度和范围变化。

(2)动态了解红细胞计数、白细胞计数、血红蛋白含量、血细胞比容的变化,判断有无腹腔内活动性出血。

(3)监测中心静脉压、尿量,准确记录24小时液体出入量。

4.维持液体平衡和预防感染

遵医嘱补充液体、电解质,防治水、电解质及酸碱平衡失调,维持有效循环血量。对于空腔脏器破裂者,应遵医嘱使用足量抗菌药物。

5.镇静、镇痛

诊断明确者,可根据病情遵医嘱给予镇静、镇痛或解痉药物。可通过分散患者的注意力,改变体位等来缓解疼痛;空腔脏器损伤者可进行胃肠减压以缓解疼痛。

(三)手术治疗的护理

1.术前护理

一旦决定手术,应争取时间完善术前各项检查,尽快进行术前准备。

2.术后护理

(1)病情观察:严密监测患者的心率、血压、呼吸等变化,注意腹部体征的变化,及早发现腹腔脓肿等并发症。危重患者加强呼吸、循环及肾功能的监测和维护。

(2)体位与活动:按照麻醉要求安置体位;无特殊禁忌证可予半卧位,以利于腹腔引流,减轻腹痛,改善呼吸循环功能。如病情许可,术后早期即可协助患者翻身、床上活动,鼓励患者尽早下床活动,促进肠蠕动恢复,防止肠道粘连。

(3)饮食与营养:术后早期禁食、胃肠减压,以减轻腹胀及腹痛。必要时给予肠外营养治疗,以满足机体高代谢及修复的需要,提高机体抵抗力;待肠蠕动恢复后,逐渐过渡到普食。

(4)腹腔/盆腔引流管护理:腹部损伤常留置腹腔引流管或盆腔引流管,充分引流腹腔或盆腔内的残留液体和继续产生的渗液。护理过程中要注意:①妥善固定引流管。②预防感染。③保持引流管通畅,防止管路受压或打折,行负压引流者应根据引流液抽吸情况及时调整负压,维持有效引流。④观察记录引流液的颜色、性状及量,若发现引流液量突然减少,患者出现腹胀、发热时,及时检查管腔有无堵塞或引流管是否滑脱。⑤拔管:一般当引流量<10 mL/d、引流液非脓性,患者无发热、腹胀、白细胞计数正常时,可考虑拔除引流管。

(四)术后并发症的观察与护理

1.受损器官再出血

(1)密切观察患者的生命体征、面色、神志、外周循环及腹痛情况,有无腹痛缓解后又突然加重,同时出现烦躁、面色苍白、肢端温度下降、呼吸及脉搏增快、血压不稳或下降等休克表现;观察腹腔/盆腔引流,是否出现引流管间断或持续引流出鲜红色血液;观察血常规结果,是否出现血红蛋白含量或血细胞比容降低。

(2)禁止随意搬动患者,以免诱发或加重出血.

(3)若出现腹腔内活动性出血表现,立即通知医师,迅速建立静脉通路,遵医嘱快速输血、输液,必要时留置中心静脉导管,监测中心静脉压力,并输注血管活性药物。

(4)补液时注意观察尿量、肌酐、血尿素氮、液体出入平衡的变化,注意肾功能的监测与维护。

(5)同时做好腹部急症手术准备,必要时在抗休克的同时进行手术止血。

2.腹腔脓肿

腹部创伤患者可能发生膈下脓肿或盆腔脓肿。因此,在护理过程中要密切注意以下几点。

(1)观察患者腹痛、恶心、呕吐、腹膜刺激征、肠鸣音等局部症状、体征的变化;观察患者的生命体征、中心静脉压、出入量、神志、面色等情况,及早发现有无感染性休克表现。

(2)协助患者取半卧位,休克患者给予平卧位或休克卧位(头、躯干和下肢均抬高约20°)。半卧位能促使腹腔内渗出液流向盆腔,以利引流,促进炎症局限,减少毒素吸收,减轻中毒症状;同时促使腹内脏器下移、松弛腹肌、减轻因腹胀挤压膈肌影响呼吸和循环。平卧位或休克卧位能够促进血液回流,保证重要脏器的血液供应。尽量减少搬动,以减轻疼痛。

(3)胃肠道穿孔患者需禁食、持续胃肠减压,以减轻胃肠道积气,减少胃肠道内容物继续进入腹腔,改善胃肠壁血运,促进炎症局限和吸收,促进胃肠道蠕动恢复。

(4)继发性腹膜炎多为混合感染,致病菌主要为大肠埃希菌、肠球菌及厌氧菌。选择抗菌药物时,应考虑致病菌的种类,或根据细菌培养及药敏结果合理选用抗菌药物。出现高热时,遵医嘱给予药物或物理降温。

(5)由于禁食、胃肠减压、腹腔内大量渗液,患者易出现水和电解质紊乱、低蛋白血症,应积极给予纠正。

(6)遵医嘱给予镇静药物,以减轻患者痛苦和恐惧心理。诊断明确者可使用止痛药物,否则禁用止痛药物,以免掩盖病情。

(五)预见性观察内容

(1)注意腹膜刺激征的程度和范围有无改变,是否出现肝浊音界缩小或消失,有无移动性浊音等。

(2)疑有腹腔内出血者,应每小时复查红细胞计数、血红蛋白含量及血细胞比容,以判断腹腔内是否有继续出血。复查白细胞计数及分类,结合患者体温变化,了解腹腔感染情况。

(3)出现下列情况应及时进行手术探查:①腹痛不消失,反而逐渐加重或范围扩大。②腹部出现固定性压痛、反跳痛和腹肌紧张。③肠鸣音减弱或消失,出现腹胀。④全身情况有恶化趋势,出现口渴、烦躁,脉率升高,体温上升。⑤逐渐出现贫血,血压有下降趋势。

第四节 四 肢 骨 折

　　骨折是骨的完整性和连续性中断。大多数骨折由较重的创伤所致。骨折的局部症状包括疼痛和压痛,肿胀和瘀斑,功能障碍;骨折的特有体征包括畸形、反常活动、骨擦音和骨擦感。严重骨折和多发性骨折可导致一系列的并发症。早期并发症有休克、脂肪栓塞综合征、重要内脏器官损伤、重要周围组织损伤、骨筋膜室综合征;晚期有坠积性肺炎、压疮、下肢深静脉血栓形成、感染、缺血性骨坏死、缺血性肌挛缩、急性骨萎缩、关节僵硬、损伤性骨化、创伤性关节炎等。处理原则:应先处理全身情况,再处理骨折。复位、固定和功能锻炼是骨折治疗的三原则。

一、分类

(一)上肢骨折

1.肱骨干骨折

　　肱骨干骨折是指发生在肱骨外科颈下 1～2 cm 至肱骨髁上 2 cm 段内的骨折,常见于青年和中年人。

2.肱骨髁上骨折

　　肱骨髁上骨折是指发生在肱骨干与肱骨髁交界处的骨折。肱骨干轴线与肱骨髁轴线之间有 30°～50° 的前倾角,这是容易发生肱骨髁上骨折的解剖因素。在肱骨髁内、前方,有肱动脉、正中神经经过。一旦发生骨折,神经血管容易受到损伤。在肱骨髁的内侧有尺神经,外侧有桡神经,均可因肱骨髁上骨折的侧方移位而受到损伤。在儿童期,肱骨下端有骨骺,若骨折线通过骺板,有可能影响骨骺的发育,因而常出现肘内翻或外翻畸形。肱骨髁上骨折多发生于 10 岁以下儿童。

3.尺桡骨干双骨折

　　尺桡骨干双骨折较多见,占各类骨折的 6% 左右,以青少年多见;易并发前臂骨筋膜室综合征。

4.桡骨远端骨折

　　桡骨远端骨折是指距桡骨远端关节面以内的骨折。这个部位是松质骨与密质骨的交界处,为解剖薄弱处,一旦遭受外力,容易骨折。常见于骨质疏松的中老年人。

(二)下肢骨折

1.股骨颈骨折

股骨颈骨折多发生于中老年人,以女性多见。常出现骨折不愈合(约15%)和股骨头缺血性坏死(20%～30%)。

2.股骨干骨折

股骨干骨折是指转子以下,股骨髁以上这一段骨干的骨折,约占全身各类骨折的6%,多见于青壮年。股骨干是人体最粗、最长、承受应力最大的管状骨。全股骨的抗弯强度与铸铁相近,弹性比铸铁更好。由于股骨的解剖及生物力学特点,当遭受强大暴力时才会发生股骨干骨折,因此也使骨折后的愈合与重塑时间延长。

3.胫腓骨骨折

胫腓骨骨折指胫骨平台以下至踝以上部分发生的骨折。很常见,约占全身各类骨折的6.8%,多见于青壮年和儿童。

二、病因及发病机制

(一)肱骨干骨折

由直接或间接暴力引起。直接暴力常由外侧打击肱骨干中段导致横形或粉碎性骨折。间接暴力常由于手掌或肘部着地,暴力上传,加之身体倾倒产生的剪式应力,导致肱骨中下1/3段斜形或螺旋形骨折。有时因投掷运动或"掰腕",也可导致中下1/3骨折。

(二)肱骨髁上骨折

根据暴力来源和移位方向,可分伸直型和屈曲型骨折。

1.伸直型

较常见,占85.4%。多因间接暴力引起,跌倒时肘关节呈半屈或伸直位,手掌着地,暴力经前臂向上传递,身体向前倾,由上向下产生剪式应力,使肱骨干与肱骨髁交界处发生骨折。骨折近端常损伤肱前肌,压迫或损伤正中神经和肱动脉,造成前臂缺血性肌痉挛。骨折远端向侧方移位可挫伤桡神经或尺神经。

2.屈曲型

少见。跌倒时肘关节屈曲、肘后部着地,外力自上而下,尺骨鹰嘴直接撞击肱骨下端,导致髁上部屈曲型骨折。很少合并血管和神经损伤。

(三)尺桡骨干双骨折

1.直接暴力

多为重物直接打击、机器或车轮的直接碾压或刀砍伤等。特点为两骨的骨折线在同一平面,呈横行或粉碎性骨折,多伴有不同程度的软组织损伤,包括肌、肌腱断裂、神经血管损伤等。

2.间接暴力

常为跌倒时手掌着地,暴力沿腕关节及桡骨下端上传,致桡骨中 1/3 部骨折;暴力又通过骨间膜斜行向下方传导,造成尺骨低位斜形骨折。

3.扭转暴力

跌倒时手掌着地,同时前臂发生扭转,导致不同平面的尺桡骨螺旋或斜形骨折。尺骨的骨折线多高于桡骨的骨折线。

(四)桡骨远端骨折

多由间接暴力所致。跌倒时,手部着地,暴力向上传导,发生桡骨远端骨折。根据受伤的机制不同,可发生伸直型和屈曲型骨折。伸直型骨折(Colles 骨折)多因跌倒后手掌着地、腕关节背伸、前臂旋前而受伤。屈曲型骨折(Smith 骨折)由于跌倒后手背着地、腕关节屈曲而受伤,也可由腕背部受到直接暴力打击发生,较伸直型骨折少见。

(五)股骨颈骨折

老年人多见,特别是老年女性,由于骨质疏松使股骨颈脆弱,加之髋周肌群退行性变,在平地滑倒、床上跌下、下肢突然扭转,甚至无明显外伤等诱因的情况下就可发生骨折。青壮年股骨颈骨折一般由严重损伤导致,如车祸或高空坠落等。

(六)股骨干骨折

重物直接打击、车轮碾轧、火器性损伤等直接暴力作用于股骨,容易引起股骨干的横形或粉碎性骨折,同时有广泛的软组织损伤。高处坠落伤、机器扭转伤等间接暴力作用常导致股骨干斜形或螺旋形骨折,周围软组织损伤较轻。

(七)胫腓骨骨折

1.直接暴力

多为直接暴力打击和压轧所致,骨折线在同一水平面,呈横断、短斜或粉碎性骨折。因胫骨前内侧紧贴皮肤,所以多为开放性骨折。

2.间接暴力

多由高处坠落、滑倒所致。骨折线呈斜形或螺旋形,腓骨的骨折面高于胫骨的骨折面,软组织损伤小,骨折尖端穿破皮肤可造成开放性骨折。儿童胫腓骨干骨折多为青枝骨折。

三、临床表现

(一)疼痛、压痛与传导痛

一般患者都能明确指出骨折疼痛的部位,在骨折部位有局限性压痛,如叩击伤肢远端,可引起骨折处疼痛。

(二)畸形

骨折后伤肢发生畸形,均由骨折移位引起,发现伤肢畸形是骨折诊断的主要体征之一。骨折移位可引起伤肢畸形,骨折缩短移位、旋转移位、成角移位及分离移位等,都是诊断骨折的重要依据。

(三)异常活动和骨擦音

检查或搬动患者移动伤肢时,可触到骨折端互相触撞产生的骨擦音,但此两项检查均可引起患者痛苦,增加骨折处周围软组织损伤。

(四)局部肿胀及瘀斑

早期伤肢肿胀是骨折端出血所致。肢体肿胀严重时皮肤可出现水疱,甚至影响肢体的血液循环,形成筋膜间隙综合征和缺血性挛缩。

(五)功能障碍

骨折后由于伤肢疼痛,肌肉发生痉挛或失去肌肉附着处的联系,因而不能起到肢体活动应有的杠杆作用和运动。这种功能障碍表现为伤肢向任何方向活动均受限制,且与骨折类型和移位程度有密切关系。一般不完全骨折、嵌插骨折及压缩骨折功能障碍较轻,甚至伤肢还能活动工作,应注意检查以免漏诊。

四、实验室及辅助检查

(一)X线检查

X线检查可明确骨折的部位、类型和移位等。凡疑为骨折者应常规进行X线检查,可以显示临床上难以发现的不完全骨折、深部的骨折、关节内骨折和小的撕脱性骨折等。值得注意的是,有些轻微的裂缝骨折,急诊拍片未见明显骨折线,如临床症状较明显者,应于伤后2周拍片复查,此时,骨折端的吸收可出现骨折线,如腕舟状骨骨折。

(二)CT检查

X线平片目前仍是骨折,特别是四肢骨折最常用的和行之有效的检查方法。但对早期、不典型病例及复杂的解剖部位,X线平片在确定病变部位和范围上受到限制。CT以其分辨率高、无重叠和图像后处理的优点,弥补了传统X线检查的不足。

(三)MRI检查

磁共振所获得的图像异常清晰、精细、分辨率高,对比度好,信息量大,特别对软组织层次显示和观察较好。行横轴位、矢状位及冠状位或任意断层扫描,可以清晰显示损伤情况,还可发现X线平片及CT检查未能发现的隐匿性骨折,并确定骨挫伤的范围。

五、主要护理诊断

(一)焦虑

与外伤造成的心理压力、担心肢体功能障碍有关。

(二)疼痛

与骨折部位神经损伤、软组织损伤、肌肉痉挛和水肿有关。

(三)躯体移动障碍

与骨折、牵引、石膏、脱位或制动有关。

(四)潜在并发症

骨折早期、晚期的并发症,如休克、外周血管神经损伤、脂肪栓塞、关节僵硬等。

(五)知识缺乏

缺乏疾病、康复锻炼相关知识。

六、护理措施

(一)现场急救

1.抢救生命

严重骨折患者往往合并组织和脏器损伤。应检查患者全身情况,首先处理休克、昏迷、呼吸困难、窒息或大出血等可能威胁患者生命的紧急情况。

2.包扎止血

绝大多数伤口出血可加压包扎止血。大血管出血时可用止血带止血,最好使用充气止血带,并记录所用压力的强度和时间。

注意止血带应每 40～60 分钟放松一次,放松时间以局部血流恢复、组织略有新鲜渗血为宜。若骨折端已戳出伤口,又未压迫重要血管或神经,则不宜现场复位。

3.妥善固定

凡疑有骨折者均应按骨折处理。对闭合性骨折者在急救时不必脱去患肢的衣裤和鞋袜,患肢肿胀严重时可用剪刀将患肢衣袖和裤脚剪开。骨折有明显畸形,并有穿破软组织或附近重要血管、神经时,可适当牵引患肢,使之变直后再行固定。固定物可为夹板,或就地取材。若无可利用材料,可将骨折的上肢固定于胸部,骨折的下肢与对侧健肢捆绑固定。

注意搬运患者或为患者变换体位时,应注意固定患肢,并检查患肢的感觉、运动及动脉搏动情况,及时发现血管神经损伤,给予及时处理。

4.迅速转运

患者经初步处理后,应尽快转运至就近医院进行治疗。

(二)非手术治疗的护理

1.缓解疼痛

患肢肿胀的患者应将患肢抬高,24～48 小时内可给予冰敷,以利于消肿;热疗和按摩可减轻肌肉痉挛;护理操作时动作应轻柔准确,避免引起疼痛加重的因素,如体位不当、固定过紧等;鼓励患者采用听音乐等分散注意力的方法,或采用超前镇痛治疗缓解疼痛。

2.外固定护理

石膏固定术或牵引术护理。

3.功能锻炼

受伤后在患者身体状况允许的前提下,即应开始功能锻炼。功能锻炼可促进静脉回流,减轻水肿,防止肌肉萎缩和关节僵硬。

(1)上肢骨折功能锻炼:伤后 2 周内,以患肢肌肉舒缩运动为主,骨折上下关节不可活动。如上肢骨折,可练习握拳和伸指动作,活动手指关节;腕关节骨折可做轻度背伸、掌屈动作,但不要旋转,并可适当活动肩肘关节。伤后 3～4 周,可进行关节伸屈活动。伤后 5～6 周,可做些力所能及的轻微工作,可使用握力圈,练习用筷子、系纽扣、屈肘、抬肩等。

(2)下肢骨折功能锻炼:指导患者每天练习。①健侧肢体应正常运动,并尽可能多做运动;②骨折邻近关节肌肉(如股四头肌)的等长收缩,每天数次,每次

5～20分钟;③踝关节的跖屈和背伸运动;④活动远离骨折处上下关节,初始范围从10°～20°开始,每天加大5°～10°。术后6～8周指导行走锻炼和负重锻炼。

(三)手术治疗的护理

1.术前护理

(1)心理护理:向患者及其家属解释治疗的方法、效果及配合要求,对患者的疑问做针对性的心理护理。

(2)饮食:术前8～12小时禁食,4小时禁饮,需急症手术的患者应嘱其暂不要饮水和进食。

(3)病情观察:密切观察患肢感觉、运动、血液循环情况,及时发现血管神经损伤。

2.术后护理

(1)病情观察:应监测患者意识、生命体征、尿量、中心静脉压;密切观察患肢血液循环情况、感觉、运动情况。

(2)伤口观察:观察伤口敷料有无渗血、渗液;引流是否通畅;引流液的量、颜色、性质。

(3)体位:患者应尽早下床活动,下肢骨折患者卧床期间应保持患肢功能位,抬高患肢,高于心脏20～30 cm;翻身时注意保护患肢;上肢骨折患者坐位或站立时将患肢用三角巾悬吊于胸前。注意股骨颈骨折行空心钉内固定者,禁止在床上主动平移患肢,或做直腿抬高动作。股骨中段以上骨折,注意应始终保持患肢的外展中立体位,以免因负重和内收肌的作用而发生继发性向外成角凸起畸形。

(4)疼痛护理:见"非手术治疗的护理"的相关内容。

(四)并发症的观察及护理

1.休克

常发生在股骨干等失血量较多的骨折,表现为脉搏增快、皮肤湿冷、血压下降等。及时包扎止血,快速建立静脉通道补充血容量,遵医嘱使用升压药,严密监测病情变化。

2.脂肪栓塞综合征

患者可突发意识障碍、呼吸困难、发绀、进行性低氧血症、皮肤瘀点、少尿等。立即给予患者半坐卧位,遵医嘱监测生命体征、血气分析,给予高浓度吸氧,尽早行呼吸机辅助呼吸等处理。

3.骨筋膜室综合征

密切观察患肢肿胀程度,如出现患肢持续疼痛、皮肤苍白、皮温升高、肿胀严重、感觉麻痹,以及患肢端被动牵拉疼痛加剧、动脉搏动减弱或消失,即为骨筋膜室综合征。应立即松解石膏、绷带并通知医师,遵医嘱协助切开减压并使用脱水消肿药物等。

骨筋膜室综合征是一种发展性疾病,主要发生于前臂和小腿的骨筋膜室,而且刚发生时症状常不明显,护士应密切观察,以便早期确诊,及时采取治疗措施。任何抬高患肢、局部按摩、冷敷热敷、理疗等措施,只能加重肌肉坏死。

4.血管神经损伤

患者患肢的感觉较健侧有异常改变,如肌力减退,血液循环异常。应定时观察患肢感觉、运动、血液循环情况,一旦发现血管神经损伤给予及时处理。

(五)健康教育

1.安全指导

指导患者及家属评估家庭环境的安全性,妥善放置可能影响患者活动的障碍物,行走练习时有人陪伴,防止跌倒。

2.功能锻炼

患者回家后应继续遵医嘱进行功能锻炼,以促进骨折愈合、肢体功能恢复及预防并发症的发生。

3.复查

术后1个月内返院行X线或CT检查,如出现患肢肿胀、感觉麻木或疼痛、活动受限等不适时需立即就诊。

第三章 妇科常见疾病护理

第一节 功能失调性子宫出血

功能失调性子宫出血（DUB）简称功血，是由于调节生殖的下丘脑-垂体-卵巢轴功能失调引起的异常子宫出血，全身及内、外生殖器官无明显器质性病变存在。常表现为月经周期长短不一、经期延长、经量过多或不规则阴道流血。按发病机制可分为无排卵性功血和排卵性功血两类，70%～80%的患者属于无排卵性功血。功血可发生于月经初潮至绝经间的任何年龄，50%的患者发生于绝经前期，30%发生于育龄期，20%发生于青春期。

一、病因及发病机制

（一）无排卵性功血

无排卵型功血主要发生在青春期和绝经过渡期，少数发生在生育年龄。无排卵型功血的主要病理生理基础是缺乏孕激素。孕激素是保护子宫内膜的一个非常重要的激素。无排卵型功血的患者往往表现为经过很长时间闭经后，再次出血。这主要是因为患者无排卵，子宫内膜在单一雌激素的作用下处于增生状态，而雌激素水平波动下降，内膜脱落出血，雌激素水平波动上升，内膜修复，周而复始，产生子宫内膜的不规则脱落，造成出血不止，且易继发贫血。各期功血发病机制不同。

1.青春期

青春期功血常常是无排卵的，初潮是月经来临的标志，但是并不意味着下丘脑-垂体-卵巢轴发育成熟。也就是说，青春期常常需要1.5～6年的时间才能够建立正常的正负反馈调控机制。如果正负反馈建立不好，不能形成黄体生成素（LH）的高峰，卵巢就不排卵，而卵巢不排卵，就不能产生孕激素，导致雌激素持续刺激子宫内膜。雌激素对促性腺激素、促卵泡生成素（FSH）存在负反馈。FSH下降以后，雌激素分泌下降，子宫内膜失去了支持而导致出血。青春期功血的诊断要素包括初潮、月经周期的变化、经期的长短、经量的情况、发病的年龄、有没有用过激素类药物等。对于青春期功血,基本不需要分段诊刮手术,因为这个阶段很少发生器质性的子宫病变;但对于异常出血时间长,长期无排卵的患者,需要警惕内膜发生病变。

2.围绝经期

围绝经期功血,主要是由于卵巢功能衰退,卵泡不能发育成熟导致无排卵。在临床上发生率大概是 20%。因为这类患者反复出现月经过多、月经不规则或月经频发,因此建议进行诊断性刮宫术,诊断性刮宫的目的是为了了解内膜情况,排除内膜病变可能,但不应将诊断性刮宫作为治疗的手段,而是在第一次刮宫获得内膜病理后根据病理学的提示,给予患者相应的内分泌治疗。

3.育龄期

可因内、外环境中某种刺激,如劳累、应激、流产、手术或疾病等引起短暂阶段的无排卵。亦可因肥胖、多囊卵巢综合征、高催乳素血症等长期存在的因素引起持续无排卵。

各种因素造成的无排卵,均导致子宫内膜受单一的雌激素刺激、无黄体酮对抗而发生雌激素突破性出血或撤退性出血。

(二)排卵性功血

较无排卵性宫血少见,多发生于育龄期妇女或者是围绝经期。主要特点:周期规律,但是在规则的周期当中,可以有出血。如在黄体期出血,也就是在正常月经前出血,应考虑黄体功能不足、过早衰退;在卵泡期出血,考虑黄体发育是良好的,但是萎缩过程过长,所以导致出血时间比较长;排卵期出血,可能和发育中的卵泡夭折引起雌激素的波动,或者是排卵前雌激素水平下降过多,或者内膜对雌激素波动过度敏感相关。

1.黄体功能不足

由于神经内分泌调节功能紊乱,导致卵泡期 FSH 缺乏,卵泡发育缓慢,使雌激素分泌减少,从而对垂体及下丘脑正反馈不足;LH 峰值不高,使黄体发育不全,孕激素分泌减少,使子宫内膜分泌反应不足。此外,生理性因素如初潮、分娩后及绝经过渡期,也可能因下丘脑-垂体-卵巢轴功能紊乱,导致黄体功能不足。

2.黄体萎缩不全

黄体萎缩不全表现为患者先有正常月经,经后淋漓不尽,持续时间长。

3.月经过多

现在的功血临床指南中包括了月经过多的诊断。月经过多可以是由器质性疾病引起的,也可以是非器质性的。如有些子宫肌瘤,表现为月经规律,但是经量明显增多,也可称作月经过多。但实际上在我们国家,月经过多特指特发性月经过多,也就是在排除器质性病变后,仍有月经过多的临床表现。按照有无排卵分类,由于患者月经周期正常,仅仅表现为月经过多,所以归为有排卵型功血。月经过多实际上是对女性健康产生影响的一个重要因素,也是缺铁性贫血的主要原因,还是切除子宫的原因之一。月经过多的发病机制可能和子宫内膜局部前列腺素的失衡以及局部纤溶亢进相关。

二、临床表现

(一)无排卵性功血

常见的症状是子宫不规则出血,特点是患者的月经周期紊乱,月经长短不一,出血量时多时少,可少至点滴淋漓,多至大量出血,不易自止。少数表现为类似正常月经的周期性出血,但量较多。出血期不伴有下腹疼痛或其他不适,出血多或时间长的患者常伴贫血,大量出血可导致休克。

(二)排卵性功血

表现为:①黄体功能不足。表现为月经周期缩短,月经频发。有时月经周期虽在正常范围内,但是卵泡期延长,黄体期缩短,故不易受孕或孕早期流产发生率高。②子宫内膜不规则脱落。表现为月经周期正常,但经期延长,多达 10 天,且出血量多。③围排卵期出血。出血期<7 天,出血停止后数天又出血,量少,多数持续 1～3 天,时有时无。出血原因不明,可能与排卵后激素水平波动有关。

三、实验室及辅助检查

(一)血常规

必查项目。确定有无贫血及严重程度,初步筛查是否存在血液病。功能失调性子宫出血患者出血期血红蛋白的测定值可为临床选择止血治疗方案提供参考,如果患者血红蛋白含量<70 g/L,原则上不可以选择药物性刮宫,应选择剂量较大的孕激素行子宫内膜萎缩法或剂量较大的雌激素行子宫内膜修复法止血。

(二)凝血功能

检查凝血酶原时间、部分促凝血酶原激酶时间、血小板计数、出凝血时间等,排除凝血功能障碍疾病。

(三)尿妊娠试验或血 β-HCG

除外妊娠相关疾病。

(四)血生化检查

了解肝功能、肾功能、血糖,以排除肝肾疾病及糖尿病。

(五)血性激素或其他内分泌激素

1.黄体酮

适时测定可确定有无排卵,血黄体酮>5 ng/mL 提示有排卵。

2.催乳素(PRL)

在正常育龄妇女,经过至少 2 次严格按要求进行准确测定的血清 PRL 值>30 μg/L(请注意各实验室检查正常值的差异),可确诊高 PRL 血症。高 PRL 血症的原因可以是生理性、药理性、病理性和特发性。如血清 PRL 值>100 μg/L,应进一步检查是否患垂体肿瘤,最常见为垂体微腺瘤或腺瘤。

3.促性腺激素(FSH、LH)、雌激素(E)、雄激素(T)

这 3 种激素的检测结果对于功血诊断无决定性意义。但是,如果检验结果符合多囊卵巢综合征的特征,应结合其他检查结果,采取相应治疗。如雄激素水平高,患者有明显的高雄激素体征,应进一步检查游离睾酮(FT)、硫酸脱氢表雄酮(DHEAS)、性激素结合球蛋白(SHBG)、17α-羟孕酮(17α-OHP),可以有助于鉴别是否有引起高雄激素的器质性病变,如产生雄激素的肿瘤,先天性肾上腺皮质增生症。

4.甲状腺激素

促甲状腺素(TSH),有时同时还检测 FT_3、FT_4,可排除甲状腺功能减退症(简称甲减)或甲状腺功能亢进症(简称甲亢)。

5.肾上腺激素

皮质醇、促肾上腺激素、必要时行地塞米松刺激试验、ACTH 刺激试验,排除肾上腺肿瘤、库欣综合征等。

(六)盆腔 B 超

对鉴别诊断有重要价值。已婚者首选经阴道超声检查;无性生活史者为了更清楚了解子宫颈及以下部位情况,可选择经直肠超声检查;当出血量较多时,为了及时排除盆腔器质性病变,可以选择经腹超声检查。B超检查必须测定子宫内膜厚度及回声是否正常,以明确有无宫腔内占位病变,子宫内膜的厚度及声像特征也有助于判断患者体内的雌、孕激素水平。超声检查还必须判断是否有生殖系统其他部位的器质性病变;对于卵巢内存在的小囊肿或黄体,也有助于判断是否有排卵。研究显示,阴道超声异常的阳性测值为87%,阴道超声正常的阴性测值为89%。如结合宫腔内注入生理盐水行声学造影,超声诊断宫腔内小型器质性病变的敏感性和特异性可与宫腔镜相当。但是,超声检查不能代替病理诊断。

(七)诊断性刮宫

对于长期子宫出血导致贫血的已婚患者,诊断性刮宫既是快速有效的止血措施,又是协助获取病理诊断的最直接方法。如年龄>40岁、异常子宫出血病程较长或超声子宫内膜厚度>12 mm者,可首选诊断性刮宫止血,同时将子宫内膜送病理检查以明确病变;或子宫内膜受到的性激素影响,判断有无排卵引起的子宫出血。但是,诊断性刮宫可能漏刮宫腔的一些区域,有时子宫内膜息肉和黏膜下子宫肌瘤也不易被刮出,诊断性刮宫的敏感度仅为65%。

(八)宫腔镜检查

目前已成为鉴别子宫出血原因非常重要的手段。在非出血期或极少量出血时可以进行检查,宫腔镜检查可提示子宫内膜息肉、子宫内膜炎、黏膜下子宫肌瘤、子宫内膜增生过长、子宫内膜癌、子宫腺肌病、子宫内膜结核。

(九)子宫输卵管碘油造影

在非出血期、月经干净后进行检查,可以协助诊断子宫黏膜下肌瘤、子宫内膜息肉等宫腔内占位性病变。对于有宫腔镜检查条件的单位,此项检查可能更多被宫腔镜检查取代。

(十)基础体温(BBT)测定

BBT测定有助于判断有无排卵。双相体温,提示有排卵或卵巢有黄体形成[未破裂卵泡黄素化综合征(LUFS)]。双相体温,但体温升高天数<11天,或上升缓慢(72小时未达峰),或高温相波动较大,提示黄体功能不全,患者常伴有经前少量点滴出血及不孕;高相期体温下降缓慢(月经来潮后还未下降),伴月经淋漓不尽,常提示黄体萎缩不全。而当基础体温双相,经间期出现不规则出血时,应考虑生殖道器质性病变。

四、主要护理诊断

(一)活动无耐力

与月经过多、经期延长造成贫血有关。

(二)焦虑

与缺乏相关知识及担心预后有关。

(三)有感染的危险

与出血多、持续不净及继发性贫血等有关。

(四)舒适改变

恶心、呕吐,与应用雌激素治疗有关。

(五)潜在并发在

贫血、感染等。

(六)功能障碍的悲哀

与治疗失败及经济负担过重有关。

五、护理措施

(一)一般护理

观察并记录患者的生命体征、出血量,嘱患者保留出血期间使用的会阴垫及内裤,以便准确地估计出血量。出血量较多者应卧床休息,贫血严重者,遵医嘱做好输血、止血措施。

(二)补充营养

成人体内大约每 100 mL 血中含 50 mg 铁,行经期妇女,每天从食物中吸收铁 0.7～2.0 mg,经血多者应额外补充铁。向患者推荐含铁较多的食物,如猪肝、豆角、蛋黄、胡萝卜、葡萄干等。按照患者的饮食习惯,制订适合个人的饮食计划,保证患者获得足够的铁、维生素 C 和蛋白质等营养物质。

(三)预防感染

严密观察与感染有关的体征,如体温、脉搏、宫体压痛等。按医嘱行白细胞计数及分类检查,以便及时发现异常。如有感染征象,应及时与医师联系并选用抗生素治疗,同时做好会阴护理,保持局部清洁,防止上行性感染。

(四)症状护理

1.贫血

患者需要保证充足的睡眠和休息,避免过度疲劳和剧烈运动,出血量较多者应卧床休息,加强营养,补充铁剂,严重者需输血。

2.子宫出血

监测生命体征变化,一旦出现出冷汗、发绀、少尿等休克表现,立即让患者取平卧位、吸氧、保暖,迅速建立静脉通道,做好输血前准备(抽血送化验室进行交叉配血);遵医嘱输血、输液,控制好输注速度;尽快做好手术止血准备,如刮宫前消毒及手术器械准备;嘱患者出血期间注意休息,保留会阴垫以便准确估计出血量,保持会阴部清洁、干燥,预防感染。

(五)用药护理

1.正确使用药物

(1)雌孕激素联合用药:常用第三代口服避孕药。如去氧孕烯炔雌醇片、复方孕二烯酮片或炔雌醇环丙孕酮片,每次 1~2 片,每 8~12 小时 1 次,血止 3 天后逐渐减量至每天 1 片,维持至 21 天周期结束。止血效果优于单一用药。若用于调整月经周期,则从撤药性出血第 5 天开始,每天 1 片,连用 21 天,1 周为撤药性出血间隔,连续 3 个周期为一疗程,病情反复者,酌情延至 6 个周期。

(2)单纯雌激素:应用大量雌激素可迅速促进子宫内膜生长,短期内修复创面而止血,适用于急性大量出血时。常用药物有苯甲酸雌二醇、结合雌激素(针剂)。苯甲酸雌二醇:初剂量 3~4 mg/d,分 2~3 次肌内注射。若出血明显减少,则维持;若出血未见减少,则加量。结合雌激素(针剂):25 mg 静脉注射,可4~6 小时重复 1 次,一般用药 2~3 次,第二天应给予口服结合雌激素(片剂)3.75~7.5 mg/d,并按每 3 天减量 1/3 逐渐减量。

(3)单纯孕激素:也称"子宫内膜脱落法"或"药物刮宫",停药后短期内即有撤退性出血。适用于体内已有一定雌激素水平、血红蛋白水平>80 g/L、生命体征稳定的患者。合成孕激素分两类,常用 17α-羟孕酮衍生物(甲羟孕酮、甲地孕酮)和 19-去甲基睾酮衍生物(炔诺酮等)。以炔诺酮为例,首剂量 5 mg,每 8 小时 1 次,2~3 天止血后每隔 3 天递减 1/3 量,直至维持量每天 2.5~5.0 mg,持续用药至血止后 21 天停药,停药后 3~7 天发生撤药性出血。也可用左炔诺酮1.5~2.25 mg/d,血止后按同样原则减量。

(4)雌孕激素序贯疗法:又称人工周期,即模拟自然月经周期中卵巢的内分泌化,序贯应用雌、孕激素,使子宫内膜发生相应变化,引起周期性脱落。适用于青春期生育年龄功血内源性雌激素水平较低患者。应用于性激素止血后调整月经周期。从撤药性出血第 5 天开始,生理替代全量为妊马雌酮 1.25 mg 或戊酸雌二醇 2 mg,口服,每晚 1 次,连用 21 天,于服药的第 11 天起加用醋酸甲羟孕酮,每天 10 mg,连用 10 天。连续 3 个周期为一疗程。若正常月经仍未建立,应重复上述序贯疗法。

(5)促排卵药物:功血患者经上述周期调整药物治疗几个疗程后,部分患者可恢复自发排卵。青春期一般不提倡使用促排卵药,有生育要求的无排卵不孕患者,可针对病因采取促排卵。常用药物有氯米芬(CC)、人绒毛膜促性腺激素(HCG)、人绝经期促性腺激素(HMG)、促性腺激素释放激素(GnRHa)。

(6)辅助治疗:氨甲环酸 1 g,2～3 次/天,或酚磺乙胺、维生素 K;丙酸睾酮,对抗雌激素;补充凝血因子,矫正凝血功能;给予铁剂或叶酸,矫正贫血;应用抗生素,预防感染。

2.用药观察

用药期间应仔细观察患者阴道流血情况,判断用药效果。

(六)手术治疗护理

患者经内科治疗无效,或需要进一步诊断时,可能会进行刮宫术、子宫内膜切除术或子宫切除术。

1.了解手术指征

各指征如下:①诊断性刮宫术,适用于病程长的已婚育龄期妇女或围绝经期妇女,未婚者不宜选用;急性大出血或存在子宫内膜癌高危因素的功血患者。②子宫内膜切除术,适用于经量多的绝经过渡期功血和经激素治疗无效且有生育要求的生育期功血。③子宫切除术,药物治疗效果不佳,在了解所有治疗功血可行方法后,患者和家属知情选择,接受子宫切除。

2.术前准备

(1)饮食护理:外阴、阴道手术及恶性肿瘤手术或可能涉及肠道的手术,术前3 天进无渣半流质饮食,术前一天进流质饮食,手术前 8 小时禁食,术前 4 小时禁饮。

(2)皮肤准备:腹部手术备皮范围是上起剑突水平,两侧至腋中线,下至大腿内上侧 1/3 及会阴部。阴道手术上起耻骨联合上 10 cm,两侧至腋中线,下至外阴部、肛门周围、臀部及大腿内侧上 1/3。腹腔镜手术患者重点做好脐周清洁,清除脐窝污垢。

(3)肠道准备:清洁肠道应遵医嘱于术前 3 天、术前 1 天、手术当天灌肠或清洁灌肠,也可以口服缓泻剂代替多次灌肠。

(4)阴道准备:遵医嘱术前 1 天或 3 天行阴道冲洗或擦洗,每天 1～2 次。

3.术后护理

(1)床边交班:术毕返回病房,责任护士向手术室护士及麻醉师详细了解术中情况,包括麻醉类型、手术范围、术中出血量、尿量、用药情况、有无特殊注意事项等;及时为患者测量血压、脉搏、呼吸;观察患者神志;检查输液、腹部伤口、引流管、背部麻醉管、镇痛泵、阴道流血情况等,认真做好床边交班并详细记录。

(2)术后体位:术后回病房根据麻醉方式决定体位,硬膜外麻醉者去枕平卧6~8小时,全麻患者未清醒时应去枕平卧,头偏向一侧。然后根据不同手术指导患者采取不同体位,如外阴癌根治术应采取平卧位,腹部手术可采取半卧位。

(3)监测生命体征:通常术后每15~30分钟测量一次脉搏、呼吸、血压,观察患者神经精神状态,4~6小时平稳后可根据手术大小及病情改为每4小时测量1次或遵医嘱监测并记录。

(4)饮食护理:术后6小时禁食禁饮,根据病情遵医嘱开始进食流质,然后半流质饮食,最后过渡到普食。

(5)伤口护理:观察伤口有无渗血、渗液或敷料脱落情况,有无阴道流血,发现异常应报告医师及时处理。

(6)导尿管护理:保持导尿管通畅,观察并记录尿量、颜色、性质,手术当天每小时尿量应不少于100 mL,至少50 mL以上,如有异常,及时通知医师。根据手术范围及病情,术后留置尿管1~14天,保持会阴清洁,每天2次会阴擦洗,防止发生泌尿系统感染,尿管拔除后4~6小时应督促并协助患者自行排尿,以免发生尿潴留。

(7)引流管护理:包括盆、腹腔引流管,可经腹部或阴道放置,合理固定引流管,注意保持引流管通畅,避免扭曲、受压及脱落,注意观察引流液的颜色、性状及量并做好记录。一般24小时内引流液不超过200 mL,性状应为淡血性或浆液性,引流量逐渐减少,根据引流量,一般留置24~48小时,引流量<10 mL便可拔除。拔管后,注意观察置管伤口的愈合情况。

(8)活动指导:鼓励尽早下床活动,暂时不能下床的患者需勤翻身、四肢适当活动,可以改善胃肠功能,预防或减轻腹胀,协助并教会患者做踝足运动,预防静脉血栓的发生。术后第一次下床的患者起床需缓慢,有护士或家属陪护,防止因直立性低血压引起晕厥。

(9)疼痛护理:伤口疼痛,通常术后24小时内最为明显,可以更换体位减轻伤口张力,遵医嘱给予止痛药;腹腔镜手术术后1~2天因二氧化碳气腹原因可引起双肋部及肩部疼痛,即串气痛,多可自行缓解,适当活动四肢可减轻症状,必要时使用镇痛剂。

(10)腹胀护理:如出现腹胀不能缓解,可采取肛管排气、肌内注射新斯的明、

"1、2、3"溶液灌肠等护理措施。

(七)心理护理

(1)鼓励患者表达内心感受,耐心倾听,针对性解释疾病与健康的问题。

(2)及时提供更多疾病相关信息,使患者摆脱焦虑,树立信心;使用放松技术,如看电视、听音乐等分散注意力,调整情绪。

(3)与家属沟通,让其多关心患者,尤其对不孕患者,更要鼓励患者放松心情,减少精神压力,提供心理支持。

(八)健康教育

了解患者对月经的看法,向患者解释正常月经发生的机制,不正常月经的表现。经期时间长的患者日常生活受到影响,担心洗澡、洗头运动等活动会对身体有影响。告诉患者个人卫生的重要性,洗澡和洗头对疾病没有影响。采用温水洗澡可以减轻下腹不适。患者可以游泳、锻炼身体、正常性生活。指导患者在月经期要经常更换卫生垫,预防感染。出血量多时需要准确测量出血量,根据卫生垫的大小、数量和浸湿程度估计出血量,若出血量多,或心悸、疲乏无力程度加重时需要及时报告医师。

第二节 卵 巢 肿 瘤

卵巢肿瘤是妇科常见的肿瘤,可发生于任何年龄。卵巢肿瘤可以有各种不同的形态和性质,单一型或混合型、一侧性或双侧性、囊性或实质性、良性或恶性。

卵巢癌是女性生殖器常见的三大恶性肿瘤之一,近 40 年来,卵巢恶性肿瘤发病率增加 2～3 倍,并有逐渐上升趋势。20％～25％的卵巢恶性肿瘤患者有家族史。除此之外,卵巢癌的发病还可能与高胆固醇饮食、内分泌因素、肥胖、吸烟有关,此为卵巢肿瘤发病的高危因素。

由于卵巢位于盆腔内,无法直接窥视,而且早期无明显症状,又缺乏完善的早期诊断和鉴别方法,一旦出现症状时,往往已属晚期病变,治疗效果不佳,故病死率高居妇科恶性肿瘤之首。

一、分型

(一)卵巢上皮性肿瘤

卵巢上皮性肿瘤是卵巢肿瘤中最常见的一种,约占所有原发性卵巢肿瘤的2/3,多见于中老年妇女。卵巢上皮性肿瘤分为良性、交界性和恶性,包括浆液性囊腺瘤、浆液性囊腺癌、黏液性囊腺瘤和黏液性囊腺癌。

1.浆液性囊腺瘤

浆液性囊腺瘤较为常见,约占卵巢良性肿瘤的25%,常见于30～40岁的患者。多为单侧,圆球形,大小不等,表面光滑,壁薄,囊内充满淡黄色清亮液体。分为单纯性及乳头状两型,前者囊壁光滑,多为单房;后者有乳头状物向囊内突起,常为多房性,偶尔向囊壁外生长。镜下见囊壁为纤维结缔组织,内衬单层立方形或柱状上皮,间质见砂粒体。

2.浆液性囊腺癌

浆液性囊腺癌是最常见的卵巢恶性肿瘤,占卵巢恶性肿瘤40%～50%。多为双侧,体积较大,囊实性。结节状或分叶状,灰白色,或有乳突状增生,切面为多房,腔内充满乳头,质脆,囊液浑浊,有时呈血性。镜下见囊壁上皮明显增生,复层排列,一般在4～5层以上。癌细胞为立方形或柱状,细胞明显异型,并向间质浸润。肿瘤生长速度快,预后差,5年存活率仅20%～30%。

3.黏液性囊腺瘤

黏液性囊腺瘤约占卵巢良性肿瘤的20%,是人体中生长最大的一种肿瘤,多发生于生育年龄,少数儿童也可以发生。多为单侧,圆形或卵圆形,体积较大,表面光滑,灰白色。切面常为多房,囊腔内充满胶冻样黏液,含黏蛋白和糖蛋白,囊内很少有乳头生长。镜下显示囊壁为纤维结缔组织,内衬单层高柱状上皮,可见杯状细胞和嗜银细胞。偶可自行破裂,瘤细胞种植在腹膜上继续生长并分泌黏液,在腹膜表面形成胶冻样黏液团块,似卵巢癌转移,称为腹膜黏液瘤。瘤细胞呈良性,分泌旺盛,很少见细胞异型和核分裂,多限于腹膜表面生长,一般不浸润脏器实质。

4.黏液性囊腺癌

黏液性囊腺癌占卵巢恶性肿瘤的10%～20%,多为单侧,瘤体较大,囊壁可见乳头或实质区,切面为囊实性,囊液浑浊或为血性。镜下见腺体密集,间质较少,腺上皮细胞超过3层,细胞异型明显,并有间质浸润。5年存活率为40%～50%。

(二)卵巢生殖细胞肿瘤

卵巢生殖细胞肿瘤好发于青少年及儿童,青春期前患者占60%～90%。生殖细胞肿瘤包括畸胎瘤、无性细胞瘤和内胚窦瘤。其中仅成熟畸胎瘤为良性,其他类型均属恶性。

1.畸胎瘤

畸胎瘤由多胚层组织构成,偶见只含一个胚层成分。肿瘤组织多数成熟,少数不成熟。无论肿瘤质地呈囊性或实质性,其恶性程度均取决于组织分化程度。

成熟畸胎瘤是最常见的卵巢良性肿瘤,占所有卵巢肿瘤的 10%～20%,占生殖细胞肿瘤的 85%～97%,占畸胎瘤的 95% 以上。可发生于任何年龄,以20～40 岁居多。多为单侧、中等大小,呈圆形或卵圆形,壁表面光滑,质韧。多为单房,腔内充满油脂和毛发,有时可见牙或骨质。囊壁内层为复层扁平上皮,囊壁常见小丘样隆起向腔内突出,称为"头节"。肿瘤可含外、中、内胚层组织。任何一种组织成分均可恶变、形成各种恶性肿瘤。恶变率为 2%～4%,多发生于绝经后妇女。

未成熟畸胎瘤属于恶性肿瘤,多发生于青少年。常为单侧实性瘤,可有囊性区域。含 2～3 个胚层,由分化程度不同的未成熟胚胎组织构成,主要为原始神经组织。肿瘤恶性程度由未成熟组织所占比例、分化程度及神经上皮含量决定。其转移及复发率均高。5 年存活率约 20%。

2.无性细胞瘤

无性细胞瘤属中等恶性的实性肿瘤,主要发生于青春期及生育期妇女。多为单侧,右侧多于左侧。肿瘤为圆形或椭圆形,中等大小,触之如橡皮样。表面光滑或呈分叶状,切面淡棕色。镜下见圆形或多角形大细胞,核大,细胞质丰富,瘤细胞呈片状或条索状排列,有少量纤维组织相隔,间质中常有淋巴细胞浸润。对放疗特别敏感,5 年存活率可达 90%。

3.内胚窦瘤

内胚窦瘤属高度恶性肿瘤,多见于儿童及青少年。多数为单侧、体积较大,圆形或卵圆形,切面部分为囊性,组织质脆,多有出血坏死区,呈灰红或灰黄色,易发生破裂。镜下见疏松网状和内胚窦样结构。瘤细胞呈扁平、立方、柱状或多角形,并产生甲胎蛋白(AFP),故测定患者血清中 AFP 浓度可作为诊断和治疗监测时的重要指标。内胚窦瘤生长迅速,易早期转移。但该肿瘤对化疗十分敏感,既往平均生存时间仅 1 年,现经手术联合化疗后,生存期明显延长。

(三)卵巢性索间质肿瘤

卵巢性索间质肿瘤占卵巢肿瘤的 4.3%～6%,该类肿瘤常有内分泌功能,故又称为卵巢功能性肿瘤,包括颗粒细胞瘤、卵泡膜细胞瘤、纤维瘤、支持细胞-间质细胞瘤和卵巢转移性肿瘤。

1.颗粒细胞瘤

颗粒细胞瘤是最常见的功能性肿瘤,可发生于任何年龄,45～55岁为发病高峰,属于低度恶性肿瘤。肿瘤能分泌雌激素,故有女性化作用,青春期前可出现假性性早熟。在生育年龄出现月经紊乱,绝经后妇女则有不规则阴道流血,常合并子宫内膜增生,甚至引起癌变。肿瘤多为单侧性,大小不一,圆形或椭圆形,呈分叶状,表面光滑,实性或部分囊性,切面组织脆而软,伴出血坏死灶。镜下见颗粒细胞环绕呈小圆形囊腔,菊花样排列,中心含嗜伊红物质及核碎片。瘤细胞呈小多边形,偶呈圆形或圆柱形,细胞质嗜淡酸或中性,细胞膜界限不清,核圆,核膜清楚。一般预后良好,5年存活率在80%左右,但有晚期复发倾向。

2.卵泡膜细胞瘤

卵泡膜细胞瘤属良性肿瘤,多为单侧,大小不一,圆形或卵圆形,呈分叶状,质硬,表面被覆有光泽的纤维薄膜。切面为实性,灰白色。由于可分泌雌激素,故有女性化作用,常与颗粒细胞瘤合并存在。镜下见瘤细胞呈短梭形,细胞质富含脂质,细胞交错排列呈漩涡状,瘤细胞团被结缔组织分隔。恶性卵泡膜细胞瘤较少见,可见瘤细胞直接浸润邻近组织,并发生远处转移,但预后比一般卵巢癌好。

3.纤维瘤

纤维瘤为较常见的卵巢良性肿瘤,多见于中年妇女。肿瘤单侧居多,中等大小,表面光滑或结节状,切面灰白色,实性,坚硬,中等大小时易发生蒂扭转。镜下显示由梭形瘤细胞组成,排列呈编织状。1%～5%的纤维瘤患者可伴有腹水及胸腔积液,称梅格斯综合征,手术切除肿瘤后,胸腔积液、腹水自行消失。其他卵巢良性肿瘤也可以合并胸腔积液、腹水,例如黏液性囊腺瘤等,梅格斯综合征是指所有卵巢良性肿瘤合并胸腔积液、腹水者。

4.支持细胞-间质细胞瘤

罕见,多发生在40岁以下妇女。多为良性、单侧居多、通常较小、可局限在卵巢门区或皮质区,实性,表面光滑,有时呈分叶状,切面灰白色伴囊性变,囊内壁光滑,含血性浆液或黏液。镜下显示由不同分化程度的支持细胞及间质细胞组成。高分化者属良性;中低分化者为恶性,占10%～30%,具有男性化作用,少数无内分泌功能,雌激素升高呈现女性化,雌激素由瘤细胞直接分泌或由雄激素转化而来。5年存活率为70%～90%。

5.卵巢转移性肿瘤

体内任何部位,如乳腺、肠、胃、生殖道、泌尿道等的原发性癌均可能转移到卵巢。常见的库肯勃瘤,是种特殊的卵巢转移性腺癌,其原发部位是胃肠道,肿瘤为双侧性,中等大小,多保持卵巢原状或呈肾形。一般无粘连,切面呈实性、胶质样。镜下见典型的印戒细胞,能产生黏液,周围是结缔组织或黏液瘤性间质。恶性程度高,预后极差。

(四)瘤样病变

瘤样病变属卵巢非赘生性肿瘤,是卵巢增大的常见原因。有时表现为下腹压迫感,盆腔一侧胀痛,月经不规则等。如果症状不严重,一般追踪观察1~2个月,无须特殊治疗,囊肿会自行消失。常见有以下几种。

1.卵泡囊肿

在卵泡发育过程中,因停滞以致不成熟或成熟但不排卵,卵泡液潴留而形成。囊壁薄,卵泡液清。囊肿直径常<5 cm。

2.黄体囊肿

因黄体持续存在所致,一般少见。多为单侧,直径5 cm左右,可使月经后延。

3.黄素囊肿

在滋养细胞疾病患者中出现。由于滋养细胞显著增生,产生大量HCG,刺激卵巢颗粒细胞及卵泡内膜细胞,使之过度黄素化而形成囊肿,直径10 cm左右。常为双侧性,也可单侧,大小不等,表面光滑,黄色,活动度好。黄素囊肿本身无手术指征。

4.多囊卵巢

与患者内分泌功能紊乱、下丘脑-垂体平衡失调有关。双侧卵巢均匀增大,为正常卵巢的2~5倍,呈灰白色,表面光滑,包膜厚,坚韧、切面有多个囊性卵泡。患者有闭经、不孕、多毛等多囊卵巢综合征。

5.卵巢子宫内膜异位囊肿

又称卵巢巧克力囊肿。卵巢组织内因异位的子宫内膜存在,导致反复出血形成单个或多个囊肿,直径<6 cm,囊内液为暗褐色糊状陈旧性血液。

二、临床表现

(一)症状

1.卵巢良性肿瘤

卵巢肿瘤是妇科的常见肿瘤,其组织学分类繁多,占全身肿瘤之首位。常见的卵巢良性肿瘤有发生于上皮的浆液性囊腺瘤、黏液性囊腺瘤,和发生于生殖细胞的良性畸胎瘤,以及来自卵巢非特异性间质的纤维瘤、血管瘤、平滑肌瘤及脂肪瘤等。卵巢良性肿瘤还需与卵巢非赘生性囊肿鉴别,如卵泡囊肿、黄体囊肿、多囊卵巢及卵巢子宫内膜异位症等。卵巢良性肿瘤的主要症状是腹部包块及腹痛,有时出现尿频、尿急和下坠感等膀胱、直肠压迫症状。肿瘤蒂扭转可引起腹痛。通常妇科检查及 B 超检查能早期明确诊断。

2.卵巢恶性肿瘤

卵巢恶性肿瘤居妇科癌症发病率的第 3 位,近年来有增加趋势,由于其早期多无症状,有 60％的病例于诊断时已为Ⅲ或Ⅳ级(FIGO 临床分期),其病死率占妇科癌症首位,5 年存活率仅 13.0％～63.0％。卵巢原发性恶性肿瘤的组织分型繁多,有上皮性浆液性囊腺癌、黏液性囊腺癌和来自生殖细胞的实性畸胎瘤、无性细胞瘤及内胚窦瘤等。发生于性索间质的有颗粒细胞瘤、非特异间质的纤维肉瘤、平滑肌肉瘤等。另有来源于胃肠、乳腺及子宫的转移瘤,如库肯勃瘤等。主要症状为腹部包块,腹痛,腹部胀满及膀胱、直肠压迫症状,有腹水时产生下肢水肿、呼吸困难。晚期患者肿瘤压迫神经而生产下肢疼痛。根据病史、妇科检查、B 超检查、腹水脱落细胞检查及腹部 CT 检查能明确诊断。

(二)并发症

1.蒂扭转

蒂扭转为妇科常见的急腹症,约 10％的卵巢肿瘤会发生蒂扭转。患者体位突然改变或向同一方向连续转动时,妊娠期或产褥期由于子宫大小、位置的改变均易促发蒂扭转。发生急性蒂扭转后静脉回流受阻,瘤内极度充血,致瘤体迅速增大,后因动脉血流受阻,瘤体发生坏死变为紫黑色,可破裂和继发感染。

患者的典型症状为突然发生一侧下腹剧痛,常伴恶心、呕吐甚至休克,是腹膜牵引绞窄所致。盆腔检查可触及张力较大的肿物,压痛以瘤蒂处最剧,并有肌紧张。若为不全扭转者有时可自然复位,腹痛也随之缓解。蒂扭转一经确诊应尽快手术。

2.破裂

约有 3％的卵巢肿瘤可能发生破裂,有外伤性破裂和自发性破裂。症状轻重取决于囊肿的性质及流入腹腔的囊液量,轻者仅感轻度腹痛,重者表现为剧烈腹痛、恶心、呕吐以致腹膜炎及休克。妇科检查可发现腹部压痛、腹肌紧张,可有腹水征,原有的肿块摸不到或扪及缩小的低张肿块。怀疑肿瘤破裂时应立即剖腹探查。

3.感染

较少见,多由肿瘤扭转或破裂后与肠管粘连引起,也可来源于邻近器官感染灶,如阑尾脓肿扩散。患者表现为发热、腹痛、肿块、腹部压痛、反跳痛、肌紧张及白细胞计数升高等腹膜炎征象。

4.恶变

肿瘤迅速生长,尤其双侧性应考虑有恶变可能,诊断后应尽早手术。

三、实验室及辅助检查

(一)妇科检查

应用妇科双合诊(或三合诊)检查,常可发现阴道穹隆部饱满,可触到囊性或实性的肿块,子宫位于肿瘤的侧方或前后方。注意评估卵巢肿瘤的大小、质地、单侧或双侧、活动度以及肿瘤与子宫及周围组织的关系。

(二)影像学检查

1.B超检查

临床诊断符合率>90%,但不易测出直径<1 cm 的实性肿瘤。能检测肿瘤的部位、形态、大小,囊性或实性,囊内有无乳头,同时对肿块来源作出定位;并能鉴别卵巢肿瘤、腹水或结核性包裹性积液。

2.腹部平片

若为卵巢畸胎瘤可显示牙及骨质,囊壁为密度增加的钙化层,囊腔呈放射透明阴影。

3.CT 检查

可清晰显示肿块,良性肿瘤多呈均匀性吸收,囊壁薄,光滑;恶性肿瘤轮廓不规则,向周围浸润或伴腹水;CT 还可显示有无肝、肺结节及腹膜后淋巴结转移。

(三)细胞学检查

腹水或腹腔冲洗液找癌细胞,对进一步确定卵巢癌的临床分期和选择治疗方案有意义。

(四)腹腔镜检查

可直视肿块的大体情况,并可对整个盆腔、腹腔进行观察,必要时可在可疑部位进行多点活检。

(五)细针穿刺活检

用长细针(约 6 cm)经阴道后穹隆(或经直肠)直接刺入肿瘤,在真空下抽吸组织或液体作病理检查,可鉴别良、恶性肿瘤。

(六)其他

可以通过免疫学、生物化学等方法测定患者血清中的肿瘤标志物(如 AFP、CA125、HCG 等),用于辅助诊断及病情监测。

四、主要护理诊断

(一)焦虑、恐惧

与卵巢肿块有关。

(二)预感性悲哀

与切除子宫、卵巢有关。

(三)知识缺乏

缺乏卵巢肿瘤相关知识。

(四)营养失调

低于机体需要量,与恶性肿瘤有关。

(五)潜在并发症

伤口感染、癌性转移、尿潴留、丧失生育能力及卵巢早衰等。

五、护理措施

(一)提供支持,协助患者应对压力

(1)为患者提供表达情感的机会和环境。经常巡视病房,用一定时间(至少10 分钟)陪伴患者,详细了解患者的疑虑和需求。

(2)评估患者焦虑的程度以及应对压力的技巧;耐心向患者讲解病情,解答患者的提问;安排访问已康复病友,分享感受,增强治愈信心。

(3)鼓励患者尽可能参与护理活动,接受患者无破坏性的应对压力的方式,以维持其独立性和生活自控能力。

(4)鼓励家属参与照顾患者,为他们提供单独相处的时间及场所,增进家庭成员间的互动。

(二)协助患者接受各种检查和治疗

(1)向患者及家属介绍将经历的手术经过、可能实行的各种检查,取得主动配合。

(2)协助医师完成各种诊断性检查,如为放腹水者备好腹腔穿刺用物,协助医师完成操作过程。在放腹水过程中,严密观察、记录患者的生命体征变化、腹水性质及出现的不良反应;一次放腹水 3 000 mL 左右,不宜过多,以免腹压骤降,发生虚脱,放腹水速度宜缓慢,后用腹带包扎腹部。发现不良反应及时报告医师。

(3)使患者理解手术是卵巢肿瘤最主要的治疗方法,解除患者对手术的种种顾虑。按腹部手术患者的护理内容认真做好术前准备和术后护理,同时需要为巨大肿瘤患者准备沙袋加压腹部,以防腹压骤然下降出现休克。

(4)需化疗、放疗者,为其提供相应的护理活动。

(三)妊娠合并卵巢肿瘤患者的护理

妊娠合并卵巢肿瘤的患者比较常见,其危害性较非孕期大,恶性肿瘤者很少妊娠。

(1)合并良性肿瘤者:早孕者可等待孕 12 周后手术,以免引起流产;妊娠晚期发现肿瘤者可等待至妊娠足月行剖宫产术,同时切除卵巢。需为患者提供相应的手术护理。

(2)合并恶性肿瘤者:诊断或考虑为恶性肿瘤者,应尽早手术并终止妊娠,其处理和护理原则同非孕期。

(四)健康教育

1.手术患者的健康教育

(1)指导术后患者进行腹部肌肉增强运动,以减轻手术对肌肉功能的影响。

(2)指导患者避免重体力劳动,向患者和家属讲解术后活动的重要性,鼓励患者主动参与制订术后恢复计划,逐天增加活动量,可适当参加户外运动,注意劳逸结合,运用不同的自我调节方法保持身心健康,如听音乐、聊天等。

(3)因盆腔组织的愈合需要良好的血液循环,因此需指导患者避免从事会增加盆腔充血的活动,如跳舞、久站等。

(4)指导患者注意个人卫生,术后禁止性生活 3 个月,禁止盆浴 3 个月,可淋浴,保持会阴局部皮肤清洁,注意个人防护,避免感冒。

(5)出现阴道流血、异常分泌物时应及时报告医师。

(6)按医嘱如期返院接受追踪检查。

2.做好随访工作

(1)卵巢非赘生性肿瘤直径<5 cm 者,应定期(3~6 个月)接受复查并详细

记录。

(2)手术后患者根据病理报告结果配合治疗:良性者术后1个月常规复查;恶性肿瘤患者常需辅以化疗,但尚无统一化疗方案,多按组织类型制订不同化疗方案,疗程多少因个案情况而异,护士应配合家属督促、协助患者克服实际困难,努力完成治疗计划以提高疗效。

(3)卵巢癌易于复发,患者需长期接受随访和监测。随访时间:术后1年内,每月1次;术后第2年,每3个月1次;术后3~5年视病情每4~6个月1次;5年以上者,每年1次。随访内容包括临床症状与体征、全身及盆腔检查、B超检查等,必要时做CT或MBI检查;根据病情需要测定血清CA125、AFP、HCG等肿瘤标志物。

3.加强预防保健意识

(1)大力宣传卵巢癌的高危因素,提倡高蛋白、富含维生素A的饮食,避免高胆固醇饮食,高危妇女宜预防性口服避孕药。

(2)积极开展普查普治工作,30岁以上妇女每年应进行一次妇科检查,高危人群不论年龄大小最好每半年接受一次检查,必要时进行B超检查和检测血清CA125等肿瘤标志物。

(3)卵巢实性肿瘤或囊性肿瘤直径>5 cm者应及时手术切除。盆腔肿块诊断不清或治疗无效者宜及早行腹腔镜检查或剖腹探查。

(4)凡乳腺癌、子宫内膜癌、肠胃癌等患者,术后随访中应定期接受妇科检查,以确定有无卵巢转移癌。

第三节 子宫肌瘤

子宫肌瘤是一种平滑肌瘤或纤维瘤,是女性生殖器官中最常见的良性肿瘤,多见于30~50岁妇女,以40~50岁最多见。其确切的发病因素尚不明了,一般认为其发生和生长与雌激素的长期刺激有关。另外,由于卵巢功能、激素代谢均受高级神经中枢的控制调节,故有人认为神经中枢活动对肌瘤的发病也可能起作用。

子宫肌瘤多为球形实质肿瘤,单个或多个,大小不一。肉眼观:肌瘤呈白色,质硬,切面呈漩涡状结构;表面光滑,与周围肌组织有明显的界线,虽无包膜,但肌瘤外表被压缩的肌纤维束和结缔组织构成的假包膜覆盖。显微镜检:肌瘤由皱纹状排列的平滑肌纤维相互交叉组成,细胞大小均匀,呈卵圆形或杆状,核染色较深。

一、分类

根据肌瘤与子宫肌层关系的不同,可分为以下3类。

(一)肌壁间肌瘤

位于子宫壁的肌层中,为最常见的类型,占肌瘤总数的60%~70%。

(二)浆膜下肌瘤

肌瘤突出于子宫表面,由浆膜层覆盖,约占总数的20%。肌瘤由其相连的韧带或器官供应血液,继续向腹腔内生长,基底部形成细蒂与子宫相连时为带蒂浆膜下肌瘤;若向阔韧带两叶腹膜伸展,则形成阔韧带内肌瘤。

(三)黏膜下肌瘤

肌瘤向宫腔方向突出,表面仅由黏膜层覆盖,占总数的10%~15%。

子宫肌瘤根据其发生的部位可分为宫颈肌瘤和宫体肌瘤,宫体肌瘤尤为常见,占95%,宫颈肌瘤虽然少见,但分娩时可能造成产道梗阻,引起难产。

二、临床表现

(一)症状

多数患者无明显症状,仅在体检时发现。症状与肌瘤部位、有无变性有关,而与肌瘤大小、数目关系不大。常见症状有以下几种。

1.月经改变

月经改变是肌瘤患者常见的症状,多见于大的肌壁间肌瘤及黏膜下肌瘤。大的肌壁间肌瘤可致宫腔增大,子宫内膜面积增加,并使子宫收缩不良或子宫内膜增生过长,此外肌瘤可能使附近的静脉受挤压,导致子宫内膜静脉丛充血与扩张,致使月经周期缩短,经量增多,经期延长,不规则阴道流血等。黏膜下肌瘤常表现为月经量过多,随肌瘤逐渐增大,经期延长。肌瘤一旦发生坏死、感染、溃疡时,则有不规则阴道流血或脓血性排液。长期经量增多可继发贫血,出现乏力、心悸等症状。

2.下腹包块

肌瘤较小时,在腹部摸不到肿块。随着肌瘤逐渐增大,子宫超过妊娠3个月大小时,患者下腹正中可扣及包块,尤其是在膀胱充盈时将子宫推向上方时更容易扣及。巨大的黏膜下肌瘤可脱出阴道。

3.白带增多

肌壁间肌瘤使宫腔内膜面积增大,内膜腺体分泌增多,并伴有盆腔充血致使白带增多;脱出阴道的黏膜下肌瘤一旦感染,可有大量脓样白带;若有溃烂、坏死、出血时,可有血性或脓血性阴道溢液,或有腐肉样组织排出,伴恶臭味。

4.压迫症状

肌瘤可压迫邻近器官,出现相应器官受压的各种症状,如尿频、尿急、排尿困难、尿潴留、下腹坠胀不适、便秘、肾盂积水等。

5.其他

常见下腹坠胀、腰酸背痛,经期加重;患者可不孕或流产。当浆膜下肌瘤发生蒂扭转时可引起急性腹痛;肌瘤红色样变时腹痛剧烈,并伴发热、恶心、呕吐及肿瘤局部压痛;子宫黏膜下肌瘤由宫腔向外排出时也可引起腹痛。

(二)体征

与肌瘤大小、数目、位置以及有无变性有关。较大的肌瘤可于下腹部扣及实质性不规则肿块。妇科检查子宫增大,表面不规则,呈单个或多个结节状突起,质硬,无压痛。浆膜下肌瘤可扣及单个实质性球状肿块与子宫有蒂相连。黏膜下肌瘤位于宫腔者子宫均匀增大,脱于宫颈外口者,窥器检查可见宫颈口处有肿物,呈粉红色,表面光滑,宫颈四周边缘清楚。伴有感染时表面可有坏死、出血及脓性分泌物。

三、实验室及辅助检查

(一)妇科检查

通过双合诊(或三合诊)发现,肌壁间肌瘤者的子宫呈均匀增大或不规则增大,质硬;若为黏膜下肌瘤子宫多为均匀性增大,有时可于子宫颈口或阴道内看到或触及脱出的瘤体,呈红色,表面光滑,质硬,如伴感染则表面有渗出物覆盖或溃疡形成;若为浆膜下肌瘤则可扣及子宫表面有质硬的球状物与子宫有蒂相连,可活动。

(二)辅助检查

B超显像、腹腔镜、子宫输卵管造影可协助诊断。

四、主要护理诊断

(一)焦虑

与子宫切除失去生育能力有关。

(二)知识缺乏

与缺乏有关疾病及保健知识有关。

(三)个人应对无效

与选择肌瘤治疗方案的无助感有关。

(四)疼痛

与手术切口有关。

(五)潜在并发症

出血性休克。

五、护理措施

(一)提供信息,增强信心

(1)详细评估患者所具备的子宫肌瘤相关知识及错误概念,通过连续性护理活动与患者建立良好的护患关系,讲解有关疾病知识,纠正其错误认识。

(2)为患者提供表达内心顾虑、惊恐、感受和期望的机会与环境,帮助患者分析住院期间及出院后可被利用的资源及支持系统,减轻无助感。

(3)使患者确信子宫肌瘤属于良性肿瘤,并非恶性肿瘤的先兆,通常不会出现其他问题,消除其不必要的顾虑,增强康复信心。

(二)积极处理,缓解不适

(1)阴道流血时观察阴道流血量,注意保持外阴清洁,勤换会阴垫。出血多需住院治疗者,应严密观察并记录其生命体征变化情况。

(2)协助医师完成血常规及凝血功能检查,测血型、交叉配血以备急用。

(3)注意收集会阴垫,评估出血量。

(4)阴道流血多的患者,按医嘱给予止血药和子宫收缩剂;必要时输血、补液、抗感染或刮宫术止血;维持正常血压并纠正贫血状态。

(5)巨大肌瘤患者出现局部压迫致尿、便不畅时,应予导尿、缓泻剂软化粪便或番泻叶 2～4 g 冲饮,以缓解尿潴留、便秘症状。

(6)需接受手术治疗者,按腹部及阴道手术患者常规进行护理。若肌瘤脱出阴道,应保持局部清洁,防止感染。

(三)鼓励患者参与决策过程

(1)根据患者能力提供疾病的治疗信息,允许患者参与制订自己的护理和治疗方案。

(2)帮助患者接受目前的健康状况,充分利用既往解决困难的有效方法,由患者评价自己的行为、认识自己的能力。

(四)子宫肌瘤合并妊娠者的护理

子宫肌瘤合并妊娠占肌瘤患者的 $0.5\%\sim1\%$,占妊娠 $0.3\%\sim0.5\%$,子宫肌瘤合并妊娠者应该及时就诊,主动接受并配合医疗指导。子宫肌瘤合并中晚期妊娠者需要定期接受孕期检查,多能自然分娩,无须急于干预;但要警惕妊娠期及产褥期肌瘤容易发生红色变性的临床表现,同时应积极预防产后出血;若肌瘤阻碍胎先露下降或致产程异常发生难产时,应按医嘱做好剖宫产术前准备及术后护理。

(五)健康教育

(1)护士要努力使接受保守治疗的患者明确随访时间、目的及联系方式,主动配合按时接受随访指导。

(2)向接受药物治疗的患者讲明药物名称、用药目的、剂量、方法、可能出现的不良反应及应对措施。

(3)手术患者的健康教育:①指导术后患者进行腹部肌肉增强运动,以减轻手术对肌肉功能的影响。②术后 2 个月内避免提举重物,防止正在愈合的腹部肌肉用力,并应逐渐加强腹部肌肉的力量。③因盆腔组织的愈合需要良好的血液循环,因此指导患者避免从事会增加盆腔充血的活动,如跳舞、久站等。④未经医师同意,避免阴道冲洗和性生活,否则会影响阴道伤口愈合并引起感染。⑤出现阴道流血、异常分泌物时应及时报告医师。⑥按医嘱如期返院接受追踪检查,应该使受术者了解术后 1 个月返院检查的内容、具体时间、地点及联系人等,患者的性生活、日常活动恢复均需要通过术后复查全面评估身心状况后确定。任何时候出现不适或异常症状均需及时随诊。

第四节 子宫颈癌

子宫颈癌是最常见的妇科恶性肿瘤之一,严重威胁妇女的生命,多见于35～55岁妇女。近40年来,国内外普遍应用阴道脱落细胞涂片检查法进行防癌普查,在早期诊断的基础上配合手术及放射等治疗,有效地控制了子宫颈癌的发生和发展。子宫颈癌的病因尚不清楚,一般而言,早婚、早育、多产、宫颈慢性炎症以及性生活紊乱者宫颈癌的发病率明显增高;配偶为高危男子(有阴茎癌、前列腺癌或前妻患宫颈癌)的妇女易患宫颈癌;经济状况、种族和地理因素与宫颈癌的发病有关,还可能与通过性交而传播的某些病毒有关。

一、病因及病理

(一)病因

子宫颈癌的病因目前尚未完全明了。国内外大量临床研究和流行病学资料表明可能与下列因素有关:性活跃、初次性生活<16岁、早年分娩、多产等;与有阴茎癌、前列腺癌或其性伴侣曾患子宫颈癌的高危男子性接触的妇女也易患子宫颈癌;高危型人乳头瘤病毒(HPV)感染是子宫颈癌的主要危险因素,90%以上的子宫颈癌伴有高危型 HPV 感染。此外,单纯疱疹病毒Ⅱ型及人巨细胞病毒等也可能与子宫颈癌的发病有一定关系。子宫颈癌发病率还与地理因素、种族和经济状况等有关。吸烟可增加感染 HPV 效应。

(二)病理

子宫颈癌的病变多发生在宫颈外的原始鳞-柱状交接部与生理性鳞-柱状交接部间所形成的移行带区。在移行带区形成过程中,未成熟的化生鳞状上皮代谢活跃,在一些物质(如精子、精液组蛋白、人乳头瘤病毒等)的刺激下,可发生细胞分化不良、细胞核异常、排列紊乱、有丝分裂增加,形成宫颈上皮内瘤样病变(CIN),其中包括宫颈不典型增生及宫颈原位癌。

1.巨检

宫颈上皮内瘤样病变、镜下早期浸润癌及极早期宫颈浸润癌,肉眼观察外观无明显异常,或类似一般宫颈糜烂。随着病程的发展,表现为以下4种类型。

(1)外生型:此型最常见,又称菜花型。癌组织向外生长,最初呈乳头状或息肉样隆起,继而发展为向阴道内突出的菜花样赘生物,组织脆,触之易出血。常累及阴道。

(2)内生型:又称浸润型。癌组织向宫颈深部组织浸润,宫颈表面光滑或仅有表浅溃疡,宫颈肥大变硬,呈桶状。常累及宫旁组织。

(3)溃疡型:不论外生型或内生型病变进一步发展,合并感染坏死,脱落后可形成凹陷性溃疡,严重者宫颈为空洞所代替,形如火山口状。

(4)颈管型:癌灶发生在子宫颈管内,常侵入宫颈管及子宫峡部供血层,并转移到盆腔的淋巴结。不同于内生型,该型是由特殊的浸润型生长扩散到宫颈管。

2.显微镜检

按组织发生学划分,子宫颈癌主要有鳞状细胞浸润癌和腺癌两大类,前者占 $80\%\sim85\%$,后者占 $15\%\sim20\%$。鳞癌与腺癌在外观上无明显差异,两者均可发生在宫颈阴道部或颈管内。按癌组织发展的程度,子宫颈癌可分为以下3 个阶段。

(1)宫颈不典型增生:根据发展的不同阶段,不典型增生分轻、中、重 3 度,重度时与原位癌不易区别。镜下见底层细胞增生,从正常的仅 $1\sim2$ 层底细胞增至多层,细胞排列紊乱,细胞核增大、深染,染色质分布不均,有核异质改变。

(2)宫颈原位癌:又称上皮内癌。癌变局限于子宫颈上皮内层,上皮全层极性消失、细胞显著异型、核大、深染,染色质部分不均,有核分裂象。但上皮基底膜仍完整,病变可累及腺体,但无间质浸润。

(3)宫颈浸润癌:癌细胞进一步增殖,破坏上皮细胞基底膜,并侵入间质内。

二、临床表现

(一)症状

早期患者无明显症状、体征,随病情发展可有以下表现。

1.阴道流血

早期多为接触性出血,表现为性生活后或妇科检查后少量出血,晚期为不规则阴道流血。出血量根据病灶大小、侵及间质内血管情况而不同,早期出血量少,晚期病灶大则出血量较多,一旦侵蚀较大血管可能引起致命性大出血。年轻患者也可表现为经期延长,周期缩短,经量增多等;老年患者常为绝经后不规则阴道流血。一般外生型癌出血较早,量多;内生型癌出血较晚。子宫颈癌合并妊娠者常因阴道流血而就医。

2.阴道排液

阴道排液多发生在阴道流血之后,白色或血性,稀薄如水样或米泔样,有腥臭味。晚期患者癌组织坏死伴感染时,则出现大量米汤样或脓性恶臭白带。

3.晚期症状

根据癌灶累及范围不同出现不同的继发性症状。当病变累及盆腔、腰骶神经、闭孔神经、坐骨神经时,患者出现严重持续性坐骨神经痛或腰骶部痛。当盆腔病变广泛时,患者因静脉和淋巴回流受阻,导致下肢肿痛、肾盂积水、输尿管阻塞。癌症末期患者表现为贫血、恶病质等全身衰竭症状。

(二)体征

宫颈上皮内瘤样病变、原位癌、镜下早期浸润癌及极早期宫颈浸润癌患者可无明显病灶,宫颈光滑或仅为慢性宫颈炎表现。随着宫颈浸润癌的生长发展,外生型癌可见宫颈表面有呈乳头状或息肉状突起的赘生物向外生长,继而向阴道突起,形成菜花状赘生物;合并感染时,表面有灰白色渗出物,质脆易出血。内生型则表现为宫颈肥大、质硬、宫颈管膨大如桶状,宫颈表面光滑或有表浅溃疡。晚期癌组织坏死脱落,宫颈表面形成凹陷性溃疡或空洞,伴恶臭。阴道壁受累时,可见赘生物生长或阴道壁变硬。宫旁组织受累时,双合诊、三合诊检查可扪及宫颈旁组织增厚、结节状、质硬或形成冰冻盆腔。

三、实验室及辅助检查

(一)子宫颈刮片细胞学检查

子宫颈刮片细胞学检查是宫颈癌筛查的主要方法。应在宫颈移行带区取材并染色、镜检。宫颈涂片用巴氏染色,结果分为5级。Ⅰ级为正常阴道细胞涂片;Ⅱ级一般为良性改变或炎症引起;Ⅲ级为发现可疑癌细胞;Ⅳ级为发现高度可疑癌细胞;Ⅴ级为发现形态可疑的多量癌细胞。The Bethesda System(TBS)系统是近年来提出的描述性细胞病理学诊断的报告方式。巴氏Ⅱ级涂片需要按炎症处理后,再重复涂片进一步检查;巴氏Ⅲ级及以上、TBS分类中有上皮细胞异常时均应重复刮片检查并行宫颈活组织检查,以明确诊断。

(二)宫颈碘试验

将碘液涂抹宫颈及阴道穹隆部,观察着色情况,可识别宫颈病变的危险区,检测宫颈上皮内瘤变。若发现碘不着色区,需进行宫颈活组织检查,以提高诊断正确率。

(三)阴道镜检查

凡子宫颈刮片细胞学检查巴氏Ⅲ级及以上,TBS分类为鳞状上皮内瘤变者,均应在阴道镜观察下,选择可疑癌变部位进行宫颈活组织检查,以提高诊断正确率。

(四)宫颈和宫颈管活体组织检查

宫颈和宫颈管活体组织检查是确诊子宫颈癌和子宫颈癌前期病变的最可靠依据。宫颈有明显病灶时,可直接在癌灶部位取材;宫颈无明显癌变可疑区时,选择宫颈鳞-柱状细胞交接部 3 点、6 点、9 点和 12 点处取 4 处活体组织送检,或在碘试验、阴道镜下取材做病理检查,所取组织应包括间质及邻近正常组织。宫颈刮片阳性、宫颈光滑或宫颈活检为阴性时,需用小刮匙搔刮宫颈管,刮出物送病理检查。

(五)宫颈锥切术

适用于宫颈刮片检查多次阳性而宫颈活检阴性者,或宫颈活检为原位癌需要确诊者。可采用冷刀切除、冷凝电刀切除或环形电切除,切除组织作病理切片检查。

四、主要护理诊断

(一)恐惧

与宫颈癌可危及生命或手术有关。

(二)舒适的改变

与阴道不规则流血、阴道排液或手术创伤有关。

(三)营养失调

低于机体需要量,与恶性肿瘤慢性消耗有关。

(四)知识缺乏

与缺乏子宫颈癌相关知识有关。

(五)潜在并发症

癌性大出血、伤口感染、尿潴留和卵巢早衰等。

五、护理措施

(一)心理护理

宫颈癌患者除经受躯体上的痛苦之外,还经受着巨大的精神创伤,应加强与患者及家属的沟通,注重将健康教育和心理护理相结合。评估患者目前的身心状况及接受诊治方案的反应,利用挂图、电视、电脑、实物、宣传资料等向患者介绍有关宫颈癌的医学常识;介绍各种诊治过程可能出现的不适及有效的应对措施,介绍宫颈癌的预后,使患者能以积极的态度接受诊治过程。为使之采取乐观的态度配合治疗,向患者提供舒适的环境,鼓励患者提问交流,耐心解释,解除其疑虑,缓解焦虑不安情绪,最大限度地减少治疗对患者及其家属心理的影响,使患者能乐观开朗地面对疾病,增强治疗信心,提高生活质量。

(二)营养护理

鼓励患者摄入足够的营养,评估患者对摄入足够营养的认知水平、目前的营养状况及患者摄入营养物的习惯。注意纠正患者不良饮食习惯,兼顾患者的嗜好,进食高蛋白、易消化食物,尽量减少酸辣刺激性食物,少吃多餐以满足其需要,维持体重不继续下降。术前的营养会直接影响术后康复。特别是严重体弱的患者应指导摄取高蛋白、高能量、高维生素、低脂肪、足量碳水化合物的低渣饮食。必要时静脉输入清蛋白、脂肪乳、氨基酸等。贫血者可输新鲜血液,并及时和患者共同协商调整饮食结构,安排合理的食谱,以保证机体处于术前最佳的营养状态。

(三)术前护理

1.肠道准备

理想的肠道准备有利于手术野的暴露及手术的顺利进行,同时也可避免手术中因肠道损伤而污染手术创面的可能。故肠道准备要认真彻底,术前 3 天少吃多渣饮食,术前 2 天宜半流质饮食,术前 1 天全流质饮食,口服泻药及肠道消毒剂。术前 10 小时禁食、水,术前晚和术日晨清洁灌肠各一次,保证肠道清洁。

2.阴道准备

子宫颈癌的患者阴道流液、出血,宫颈组织较脆。术前 3 天应每天用0.05％聚维酮碘行阴道擦洗 2 次/天,并阴道用甲硝唑片,每天 2 次,每次 2 片。擦洗时动作应轻柔,以免损伤子宫颈病灶组织引起大出血。出血较多者可阴道堵塞无菌纱布,以压迫止血,24 小时后取出并观察。术日晨行 0.05％聚维酮碘再次擦洗阴道。阴道堵塞无菌长纱条,纱条尾端暴露于阴道外,防止术中阴道分泌物污染手术野并有利于暴露术野及手术操作。

3.备皮

术前一天腹部外阴备皮,手术当天需置尿管导尿。

(四)术后护理

1.协助术后康复

宫颈癌根治术涉及范围广,患者术后反应也较一般腹部手术大。为此,更要求每位护理人员精心护理,连续 24 小时心电监护,0.5~1 小时观察记录一次生命体征、血氧饱和度,注意输液速度、出入量。

2.加强尿管及引流管的护理

因宫颈癌根治术手术致盆腔创面大,渗液多,术后一般在盆腔腹膜后持续负压引流。应准确记录尿量及盆腔引流液的颜色、性质及量,保证通畅防止扭曲阻塞。留置尿管期间每天用 0.05%聚维酮碘消毒液擦洗尿道口及外阴 2 次,保持清洁无血渍。通常按医嘱于术后 48~72 小时取出引流管,术后 7~14 天拔除尿管。由于盆腔手术范围大,支配膀胱及输尿管下段的血管、神经容易受损而发生尿潴留,故拔除尿管前 3 天开始夹管,定时开放尿管以训练膀胱功能,使恢复正常排尿功能。拔除尿管后嘱患者多饮水,每 1~2 小时排尿一次,如未自解小便应及时处理。必要时重新留置尿管,拔管后一般 12 小时内测残余尿,残余尿<100 mL 为正常,如>100 mL 则需继续留置尿管。并可口服溴吡斯的明、膀胱区微波理疗、针灸,多饮水等对症治疗;3 天后再拔管测残余尿。

3.手术切口观察

注意手术切口有无渗出,渗出液量及颜色,变换体位时防止尿管及阴道引流管脱落,并观察术后出血情况,一旦发生需手术止血治疗。因妇女腹部脂肪较厚,加之手术时间长,创面大,反复牵拉易致脂肪液化。术后第 2 天开始腹部切口换药,并红外线照射切口,每天 1 次,每次 20 分钟,以促进切口愈合。

4.化疗时护理

化疗患者大多有不同程度的胃肠道反应,应根据患者反应的差别,采取相应的护理措施,如首先做好患者的心理护理,消除紧张情绪。鼓励患者少食多餐,进食高营养富含维生素清淡易消化食物。轻度胃肠道反应,给予一般的止吐药物如甲氧氯普胺 10 mg 肌内注射。中重度胃肠道反应,如化疗前静推昂丹司琼 8 mg。

(五)出院指导

护士要鼓励患者及家属积极参与出院康复计划的制订过程,以保证计划的可行性。对出院患者认真随访,治疗最初 3 个月每月 1 次,之后 9 个月每 3 个月 1 次,1 年后每半年 1 次,第 3 年开始每年 1 次,有症状时随诊。护士注意帮助患者调整自我,重新评价自我能力,根据患者具体状况提供有关术后生活方式指导。性生活的恢复需依术后复查结果而定,护士应认真听取患者对性问题的看法和疑虑,提供针对性指导。年轻患者伴有绝经症状者可用雌激素替代治疗,以保持阴道弹性,稳定情绪,提高生活质量。为了提高生活质量,术后半年可在检查无复发征象后使用激素替代疗法及过性生活。必要时行放、化疗提高存活率。

(六)预防保健

大力宣传与宫颈癌发病有关的高危因素,积极治疗宫颈炎,及时诊治宫颈上皮内瘤变,以阻断宫颈癌的发生。已婚妇女定期行宫颈细胞学检查,有接触性出血或不规则阴道流血者及时就医,警惕宫颈癌的可能。

第四章 产科常见疾病护理

第一节 前置胎盘

正常妊娠时胎盘附着于子宫体部的前壁、后壁或侧壁。妊娠 28 周后,若胎盘附着于子宫下段、下缘达到或覆盖宫颈内口,位置低于胎儿先露部,称为前置胎盘。前置胎盘是妊娠晚期严重并发症之一,也是妊娠晚期阴道流血最常见的原因。其发病率国外报道为 0.5%,国内报道为 0.24%~1.57%。典型症状为妊娠晚期或临产时,发生无诱因、无痛性反复阴道流血。前置胎盘的处理原则为抑制宫缩、减少出血、纠正贫血和预防感染。根据阴道流血量、有无休克、妊娠周数、产次、胎儿是否存活、胎位、是否临产及前置胎盘类型等进行综合分析。前置胎盘期待疗法的原则是在确保母儿安全的前提下,延长孕周,提高新生儿生存率,降低围生儿病死率。

一、病因

确切病因目前尚不清楚。既往前置胎盘史、既往剖宫产史、多胎妊娠、多产、高龄孕妇(>35 岁),不孕治疗、多次流产史、宫腔手术史、母亲吸烟及吸毒均增加前置胎盘风险。

(一)子宫内膜损伤

多次刮宫、多次分娩、产褥感染、子宫瘢痕等可损伤子宫内膜或引起炎症、萎缩性病变,使子宫蜕膜血管缺陷。当受精卵着床时,因血液供给不足,为摄取足够营养而增大胎盘面积,伸展到子宫下段。前置胎盘患者中 85%~90% 为经产妇。瘢痕子宫妊娠后前置胎盘的发生率是无瘢痕子宫的 5 倍。

(二)胎盘异常

多胎妊娠时,胎盘面积较大而延伸至子宫下段,故前置胎盘的发生率较单胎妊娠高一倍;副胎盘亦可到达子宫下段或覆盖宫颈内口;膜状胎盘也可扩展至子宫下段,发生前置胎盘。

(三)受精卵滋养层发育迟缓

受精卵到达宫腔时,滋养层尚未发育到能着床的阶段,继续下移,着床于子宫下段而形成前置胎盘。

二、分类

按胎盘下缘与宫颈内口的关系,分为 4 种类型。

(一)完全性前置胎盘

或称为中央性前置胎盘,宫颈内口完全被胎盘组织覆盖。

(二)部分性前置胎盘

宫颈内口部分被胎盘组织覆盖。

(三)边缘性前置胎盘

胎盘下缘附着于子宫下段,但未超越宫颈内口。

(四)低置胎盘

胎盘附着于子宫下段,边缘距宫颈内口<20 mm,但未达到宫颈内口。

胎盘下缘与宫颈内口的关系随子宫下段的逐渐伸展、宫颈管的逐渐消失、宫颈口的逐渐扩张而改变。诊断时期不同,分类也可不同,目前均以处理前最后一次检查来确定其分类。有文献报道发现于妊娠 15～19 周、20～23 周、24～27 周、28～31 周和 32～35 周时诊断的前置胎盘患者分娩时前置胎盘仍存在的比例是 12%、34%、49%、62%、73%。

还有一种特殊类型,近年来发病率增高,由于其胎盘粘连、植入发生率高,往往引起致命性的大出血,因此定义为"凶险性前置胎盘"。其定义为既往有剖宫产史,此次妊娠为前置胎盘,且胎盘附着于原手术瘢痕部位。

三、临床表现

(一)症状

主要临床表现是妊娠晚期无痛性反复性阴道流血,可伴有因出血多所致的相应症状。出血可发生于中期妊娠的晚期和晚期妊娠的早期,发生出血较早者,往往由于出血过多而流产。

1.无痛性阴道出血

中期妊娠时 70%～80%前置胎盘患者的典型临床表现是无诱因、无痛性阴道流血。妊娠晚期子宫峡部逐渐拉长形成子宫下段,而临产后的宫缩又使宫颈管消失而成为产道的一部分。但附着于子宫下段及宫颈内口的胎盘不能相应的伸展。与其附着处错位而发生剥离,致血窦破裂而出血。初次出血一般不多。但也可初次即发生致命性大出血。随着子宫下段的逐渐拉长,可反复出血。

完全性前置胎盘初次出血时间较早,多发生在妊娠 28 周左右,出血频繁,出血量也较多。边缘性前置胎盘初次出血时间较晚,往往发生在妊娠 37~40 周或临产后,出血量较少。部分性前置胎盘的初次出血时间及出血量则介于以上两者之间。部分性及边缘性前置胎盘患者胎膜破裂后,若胎先露部很快下降,压迫胎盘可使出血减少或停止。

2.贫血、休克

反复出血可致患者贫血,其程度与阴道流血量及流血持续时间呈正比。有时,一次大量出血可致孕妇休克、胎儿发生窘迫甚至死亡。有时,少量、持续的阴道流血也可导致严重后果。

3.胎位异常

常见胎头高浮,约 1/3 的患者出现胎位异常,其中以臀位和横位多见。

4.早产及足月前胎膜早破

任何原因的产前出血均是早产和足月前胎膜早破的危险因素。

5.宫内生长受限

部分前置胎盘患者可能存在胎儿宫内生长受限,但目前存在争议。

6.前置血管或脐带帆状附着

前置血管及脐带帆状附着并不常见,但若出现则往往伴有前置胎盘。

(二)体征

患者全身情况与出血量及出血速度密切相关。反复出血者可有贫血貌,严重时出现面色苍白、四肢发冷、脉搏细弱、血压下降等休克表现。

1.腹部体征

子宫大小与停经月份相符,子宫无压痛,但可扪及阵发性宫缩,间歇期能完全放松。可有胎头高浮、臀先露或胎头跨耻征阳性,出血多时可出现胎心异常,甚至胎心消失;胎盘附着子宫前壁时可在耻骨联合上方闻及胎盘血流杂音。

2.宫颈局部变化

一般不做阴道检查,如果反复少量阴道出血,怀疑宫颈阴道疾病,需明确诊断,则在备血、输液、输血或可立即手术的条件下进行阴道窥诊,严格消毒外阴后,用阴道窥器观察阴道壁有无静脉曲张、宫颈糜烂或息肉等病变引起的出血。

不做阴道指检,以防附着于宫颈内口处的胎盘剥离而发生大出血。

四、实验室及辅助检查

(一)B超检查

可清楚显示子宫壁、宫颈、胎先露部及胎盘的关系,为目前诊断前置胎盘最有效的方法,准确率在95%以上。超声诊断前置胎盘还要考虑孕龄,中期妊娠时胎盘占据宫壁一半面积,邻近或覆盖宫颈内口的机会较多,故有半数胎盘位置较低。因此超声检查描述胎盘位置时,应考虑妊娠周数、妊娠中期发现胎盘位置低,不宜诊断为前置胎盘,可称为"胎盘前置状态";晚期妊娠后,子宫下段形成及向上扩展成宫腔的一部分,大部分胎盘上移而成为正常位置胎盘。妊娠18～23周发现胎盘边缘达到但没有覆盖宫颈内口(0 mm),持续胎盘前置状态的可能性基本为零。如覆盖宫颈内口范围超过25 mm,分娩时前置胎盘的发生率为40%～100%。附着于子宫后壁的前置胎盘容易漏诊,因为胎先露遮挡或腹部超声探测深度不够,经阴道彩色多普勒检查可以减少漏诊,而且安全、准确,但应注意避免因操作不当引起出血。

根据我国中华医学会妇产科学分会前置胎盘指南建议使用下述方法测量以指导临床:当胎盘达到宫颈内口,测量胎盘边缘距宫颈内口的距离;当胎盘边缘覆盖宫颈内口,测量超过宫颈内口的距离,精确到毫米。

(二)磁共振检查(MRI)

怀疑合并胎盘粘连、植入时要采用MRI辅助检查,超声结合MRI可提高诊断准确率。怀疑"凶险性前置胎盘",磁共振有助于了解胎盘侵入子宫肌层的深度、局部吻合血管分布情况及是否侵犯膀胱等宫旁组织。动态观察MRI图像可见有"沸水症"。

(三)产后检查胎盘胎膜

产后应检查胎盘有无形态异常,有无副胎盘。胎盘边缘见陈旧性紫黑色血块附着处即为胎盘前置部分;胎膜破口距胎盘边缘在7 cm以内则为边缘性或部分性前置胎盘或低置胎盘的证据。

五、主要护理诊断

(一)组织灌注量改变

与前置胎盘所致出血有关。

(二)胎儿有受伤的危险

与出血致胎盘供血不足有关。

(三)有感染的危险

与机体抵抗力下降,细菌易经阴道上行感染有关。

(四)恐惧

与担心自身与胎儿安危有关。

六、护理措施

(一)需立即终止妊娠患者的护理

(1)开放2条以上静脉通路,遵医嘱配血、吸氧,做好术前准备,密切监测胎心变化。通知儿科医师做好新生儿抢救准备。

(2)阴道大出血时,立即将患者置平卧位,评估患者病情,描计宫底高度,了解子宫有无张力,准确评估并记录出血量,安放心电监护,密切观察生命体征的变化,及时通知医师采取抢救措施。

(3)阴道分娩是利用胎先露部压迫胎盘达到止血目的,此法仅适用于边缘性前置胎盘、枕先露、阴道出血不多、无头盆不称和胎位异常,估计短时间内能结束分娩者。

(4)择期剖宫产,为目前处理前置胎盘的首选。对于无症状的前置胎盘合并胎盘植入者可于妊娠36周后终止妊娠。无症状的完全性前置胎盘妊娠达37周,可考虑终止妊娠;边缘性前置胎盘满38周可考虑终止妊娠;部分性前置胎盘应根据胎盘遮盖宫颈内口情况适时终止妊娠。出现大出血甚至休克者,为挽救孕妇生命,无论孕周大小,均应果断终止妊娠。

(二)接受期待疗法患者的护理

1.病情观察

前置胎盘的主要表现是反复发生无痛性出血,初次出血量较少,随着子宫下段不断伸展,出血量越来越多,偶尔有一次出血量很多,尤其夜间孕妇在睡眠中也可能发生大量出血。根据出血的特点,在病情观察中应予以重视,尤其夜间要经常注意观察出血量,发现出血量多时应立即通知医师进行抢救,监护胎心、胎动及产兆。

2.保证休息,减少刺激

(1)绝对卧床,以左侧卧位为佳。

（2）遵医嘱氧气吸入 2～3 次/天，每次 30～60 分钟，以提高胎儿血氧供应。

（3）腹部检查动作轻柔，禁止阴道检查和肛查。

3.纠正贫血

（1）遵医嘱应用药物治疗，维持血红蛋白含量≥100 g/L，增加母体储备，改善胎儿宫内缺氧情况。

（2）加强饮食指导，指导患者多食高蛋白以及含铁丰富的饮食，如动物肝脏、绿叶蔬菜以及豆类等。

（3）保持大便通畅，减少出血机会。

4.定时监测生命体征，及时发现病情变化

（1）严密观察生命体征，评估有无宫缩，阴道出血的量、色、出血时间及一般状况，并做好记录。

（2）监测胎儿宫内情况，遵医嘱进行多普勒胎心监护，发现异常及时通知医师。

（3）遵医嘱完成实验室检查项目，并交叉配血备用。

5.预防感染

（1）保持病室环境安静、整洁，定期开窗通风，减少家属探视。

（2）保持外阴清洁，及时更换会阴垫，防止上行感染。

6.预防产后出血

（1）患者生产后，严密监测生命体征及阴道出血的情况，发现异常及时通知医师，并积极配合医师采取相关措施，防止和减少产后出血的发生。

（2）观察产妇有无子宫软、轮廓不清、宫底升高等子宫收缩乏力的表现。观察阴道分娩者有无肛门坠胀感，尿频、尿痛等症状。

（3）如患者宫腔填塞纱条时，在取出宫腔纱条前开通静脉，准备宫缩剂遵医嘱应用，同时安放心电监护监测生命体征，严密观察子宫收缩和阴道出血情况，出现异常，积极配合抢救。

（4）产后出血抢救：①取平卧位（休克时采取休克卧位）、吸氧、保暖、心电监护、建立多个静脉通道，根据病情合理进行液体管理。②配合医师遵医嘱做好血液实验室检查、标本收集、备血等。③密切观察子宫收缩，阴道流血情况：可采用称重法、休克指数法、容积法、面积法评估出血量。称重法：失血量（mL）＝［胎儿娩出后接血敷料湿重（g）－接血敷料干重（g）］/1.05（血液比重 g/mL）。休克指数法：休克指数＝脉率/收缩压（mmHg），0.5 为正常；1 为轻度休克；1.0～1.5 时失血量为全身血容量的 20%～30%；1.5～2.0 时为 30%～50%，2.0 以上时为

50%以上。容积法:用产后接血容器收集血液后,放入量杯测量失血量。面积法:可按接血纱布血湿面积粗略估计失血量。④实施止血措施:按摩或压迫子宫,遵医嘱使用宫缩剂,如缩宫素、卡前列素氨丁三醇、米索前列醇等。胎盘粘连时协助医师徒手剥离胎盘;胎盘滞留时应做好宫腔检查;胎盘植入者遵医嘱做好保守治疗或子宫切除准备。软产道裂伤按解剖层次逐层缝合裂伤处直至彻底止血;产道血肿应协助医师切开血肿、清除积血、彻底止血缝合。凝血功能障碍者,积极治疗原发疾病;遵医嘱输新鲜全血、血小板、纤维蛋白原或凝血酶原复合物、凝血因子等。⑤遵医嘱用药,及时做好抢救记录。

7.心理护理

加强与孕妇及家属的沟通,给予精神安慰。讲解本病的发病规律,解答相关问题,使孕妇及家属获得所需要的知识和信息,消除顾虑,积极主动地配合治疗和护理。鼓励家属给予孕妇情感支持。

8.健康指导

(1)指导患者卧床休息,左侧卧位。

(2)讲解相关疾病知识。

(3)指导患者自我监护,包括自数胎动以及发现阴道出血等异常及时告知医护人员。

第二节 异 位 妊 娠

异位妊娠是指受精卵种植并发育在子宫体腔以外的器官或组织的妊娠,又称宫外孕。严格而言,称异位妊娠比宫外孕更为确切和科学,因宫颈、宫角等实际上属于子宫的一部分,若是宫颈妊娠或宫角妊娠,则称宫外孕不甚确切,而称异位妊娠则符合客观。

一、分类

异位妊娠按其妊娠部位的不同有下面 4 种情况。①输卵管内妊娠:间质部妊娠、峡部妊娠、壶腹部妊娠、漏斗部妊娠和伞部妊娠。②与子宫有关的部位妊娠:宫颈妊娠、宫角妊娠、残角子宫妊娠、子宫憩室妊娠、子宫囊妊娠和子宫肌壁内妊娠。③子宫以外的部位妊娠:卵巢妊娠、腹腔妊娠、阔韧带妊娠、子宫切除后的异位妊娠、腹膜后妊娠和阴道妊娠。④宫外、宫内复合妊娠。

(一)输卵管妊娠

卵细胞在输卵管壶腹部受精,受精卵因某些原因延迟或阻碍受精卵进入宫腔而在输卵管的某一部位着床、发育,发生输卵管妊娠。输卵管妊娠是异位妊娠中最常见的一种类型。而输卵管妊娠的发生部位以壶腹部最多,占 50%～70%;其次为峡部,占 25%～30%;伞部和间质部最少见。

(二)子宫颈妊娠

子宫颈妊娠指受精卵在子宫颈管内(即组织学内口以下的宫颈内膜)着床和发育,故又称宫颈前置胎盘。临床上较少见,但它是异位妊娠中一种严重类型。宫颈妊娠的发生率为 1∶1 000～1∶17 450 不等。近 10 年来有增加的趋势,可能与人工流产病例增多有关,因人工流产常引起子宫内膜受损或疤痕形成,使受精卵延伸至宫颈内妊娠。

(三)子宫角妊娠

子宫角妊娠是指受精卵种植在输卵管口附近、宫腔侧或在输卵管间质部,但向宫腔侧发育而不在间质部发育,故严格说子宫角妊娠非异位妊娠。其结局大多 3 个月以内发生自然流产,个别也可达足月,但胎盘发育多异常,不易剥离。

(四)残角子宫妊娠

残角子宫为先天性发育畸形,是由一侧副中肾管发育不良形成。残角子宫与另一侧发育好的子宫往往不相通,但两者间有实性的纤维束相连,但也有可为贯通的一极细管道。Buttran 将残角子宫按其有无子宫腔以及是否与正常宫腔相通分为 3 型:Ⅰ型为残角子宫宫腔与正常子宫的宫腔相通;Ⅱ型为不通者;Ⅲ型为无子宫腔者,一般残角子宫妊娠以Ⅱ型者多见。

残角子宫妊娠指精子或受精卵游走到对侧输卵管,再达残角子宫内着床,随之生长发育。发生率是总妊娠的 1/20 万。

残角子宫妊娠的受精方式可能为:①精子通过单角子宫腔进入输卵管,再经腹腔游走进入对侧输卵管,在患侧输卵管内与卵细胞结合,进入残角宫腔,此时黄体通常在残角侧卵巢。②受精在单角子宫侧的输卵管内,受精卵经腹腔游走到残角子宫腔内,此时黄体常位于与残角子宫不相连的那侧卵巢。

(五)子宫憩室妊娠

子宫憩室为先天性畸形,位于宫壁,为卵圆形,直径 1～2 mm,开口于宫腔。

子宫憩室罕见,故子宫憩室内受精卵着床更为罕见,至今仅见 10 余例报道,其结局有破裂、流产及继续妊娠数种,主要根据憩室口的大小,憩室壁的厚度及受精卵发育本身的大小而定。

(六)子宫小囊妊娠

子宫小囊形成常是子宫肌层局部扩张的结果。在小囊内妊娠即称为子宫小囊妊娠,子宫小囊妊娠较子宫憩室妊娠更少见。此时受精卵虽然种植在子宫腔内,但随后胚囊在扩张和突起的小囊内生长发育,随着胚囊的生长发育,局部的子宫肌层变薄,甚至在腹部即可扪及胎儿肢体,犹如腹腔妊娠一样。子宫后壁的小囊形成较前壁多见。

(七)子宫壁妊娠

子宫壁妊娠指受精卵在子宫肌层着床,生长与发育,受精卵四周被子宫肌层包围,与子宫腔不通,与输卵管腔也不通,受精卵如何着床于宫壁肌层,目前尚未阐明。可能的机制包括子宫腺肌病,以往存在子宫创伤,子宫内膜腺体发生异常和滋养叶细胞活性增加等。子宫壁妊娠十分罕见,国内报告 1 例,手术前能确诊的病例几乎没有,确诊必须根据病理所见,底包膜常不全或缺如,有时伴植入性胎盘。

(八)子宫峡部妊娠

子宫峡部妊娠也称宫颈峡部妊娠,是指受精卵种植于组织学内口以上,解剖学内口以下的峡部。本病可能与受精卵发育迟缓有关,它不同于宫颈妊娠,后者是指受精卵种植于组织学内口以下的宫颈黏膜,但由于两者的着床部位毗邻,其临床症状相似。

本病确诊有赖于病理检查,及早作 B 超检查可能有助于本病的早期诊断,确诊均以最后病理证实。此前,国内先后有 14 例报道。

(九)子宫切除术后异位妊娠

子宫切除术后发生异位妊娠甚为罕见。子宫切除术包括部分子宫切除术、子宫次全切除术和子宫全切除术。在下列情况可发生此种异位妊娠:①部分子宫切除术后,输卵管与残留的子宫腔沟通。②受孕发生在子宫切除术前数天。③子宫切除术后,输卵管与阴道有瘘孔相通或经盆腔相通。

子宫切除术异位妊娠报道甚少,其中以经阴道子宫切除术后发生异位妊娠为多,考虑与经阴道腹膜缝合的因素有关,这也表明输卵管通畅和阴道有瘘孔相通或经盆腔相通。

子宫切除术后异位妊娠的受精卵可在输卵管内、阔韧带、膀胱阴道间隙或腹腔生长。国内有子宫切除术后腹腔妊娠的报道,子宫切除时正值排卵后卵细胞已在输卵管内受精,因手术输卵管近端闭塞,受精卵只能向远端移行而着床在盆腔内或由输卵管妊娠流产而种植在腹腔。

(十)卵巢妊娠

卵巢妊娠是指受精卵在卵巢内着床和发育,是异位妊娠的一种少见形式,但近年有发病增多的趋势,卵巢妊娠可分为原发性和继发性两种。原发性卵巢妊娠的原因不很清楚,可能是卵细胞从卵巢排出后,先在输卵管受精,后又落入腹腔,最后种植于卵巢皮质或破裂的滤泡中发展而成;也有人认为卵泡内卵细胞未排出,受精在早期的黄体内。继发性卵巢妊娠为输卵管妊娠破裂或流产后,胚胎与卵巢接触而种植。

原发性卵巢妊娠的诊断标准必须具备如下几点:①患侧输卵管及伞部完整,且与卵巢分离无粘连;②胚囊必须位于卵巢组织内;③卵巢与胚囊是以子宫卵巢韧带与子宫相连;④胚囊壁上有卵巢组织,甚至胚囊壁上有多处卵巢组织;⑤输卵管组织在显微镜下不存在妊娠现象。

(十一)腹腔妊娠

腹腔妊娠是指受精卵在腹腔内着床,即胎盘不附着于子宫腔、卵巢上、输卵管内及阔韧带内,而附着于腹腔的某一部分,如小肠、胃、网膜、肠系膜、肝脾、子宫及附件等浆膜面上。

腹腔妊娠有原发性和继发性两种。原发性腹腔妊娠比较少见,是指卵细胞在腹腔内受精、种植而生长发育。一般受精卵直接种植于腹腔腹膜、肠系膜或大网膜上所致,也有人持怀疑态度。但原发性腹腔妊娠在理论上是可能的,理由是:体腔上皮有夺能性分化能力,可能演变为副中肾管上皮,子宫后壁浆膜常有蜕膜反应就是例证;腹腔内的子宫内膜异位症可为受精卵的种植部位。诊断原发性腹腔妊娠的3个条件:①输卵管、卵巢均正常,无近期妊娠的证据;②无子宫腹膜瘘形成;③妊娠只存在于腹腔,且妊娠期短,足以排除来源于输卵管。第3点常不易辨别。

继发性腹腔妊娠的来源大致有:因子宫有缺陷(疤痕愈合欠佳)、憩室(自然破裂)或子宫壁发育不良导致破裂等,以及子宫腹膜瘘、卵巢妊娠破裂、输卵管妊娠流产或破裂,受精卵落入腹腔在某一部位种植、着床,妊娠继续生长发育成腹腔妊娠。

有报道继发性腹腔妊娠由于以往剖宫产子宫切口裂开,胎儿游走至子宫外,也有少见的是其他原因的子宫伤口、子宫憩室妊娠等。腹腔妊娠也有胎儿存活的报道,但一般腹腔妊娠围产儿病死率甚高,为 $75\%\sim95\%$,先天畸形率也高达 50% [发生率为 1:(15 000~30 000)次分娩]。

(十二)阔韧带内妊娠

阔韧带内妊娠又称腹膜外妊娠,是指妊娠囊在阔韧带两叶之间生长发育,实际上是妊娠囊在腹腔外生长发育。本病的发生率很低,据报道仅为异位妊娠的 $1/75\sim1/163$,或为妊娠的 $1/183\ 900$,国内也见报道。有人认为阔韧带内妊娠是一种继发性妊娠,受精卵可能在其他位置原始植入,如卵巢、输卵管和腹腔等,一般认为由输卵管妊娠早期破裂,裂口恰在阔韧带两叶之间,受精卵再种植生长;也可继发于子宫峡部妊娠破裂后,妊娠内容物可以自破口排出到阔韧带之间,形成阔韧带血肿,胎儿多死亡,血块可以吸收,但如出血不多,胎儿未死亡,可在阔韧带内继续妊娠。Paiterson 和 Grant 认为阔韧带内妊娠患者输卵管均正常,阔韧带内妊娠是受精卵在阔韧带原始植入。

(十三)腹膜后妊娠

腹膜后妊娠甚为罕见,常在后腹膜形成血肿,血肿中见有羊膜囊,可能是后腹膜妊娠,以后进入腹膜后间歇或受精卵进入淋巴而达到后腹膜,受精卵周围淋巴有蜕膜组织。

(十四)阴道妊娠

阴道妊娠极为罕见,可分为两类:一类发生于子宫切除术后的阴道残端上,其发生原因可能为阴道残端与腹腔间有瘘管存在,受精卵游走至此而着床。另一类发生于阴道壁憩室内尿道阴道壁的间隙内。

(十五)宫内、宫外复合妊娠

宫内宫外复合妊娠是罕见的一种异位妊娠,其发生率为 1:(15 000~30 000),宫内宫外妊娠可分为异期复孕和同期复孕。

正常情况下,当受精卵在宫腔内着床后,滋养细胞分泌大量的绒毛膜促性腺激素,妊娠黄体分泌大量的孕激素和雌激素,该类激素即能维持妊娠,又能抑制下丘脑-垂体-卵巢轴的调节,所以整个孕期卵巢功能基本处于稳定状态,卵巢内无卵泡发育和排卵现象。而异期复孕的发生可能是大量的绒毛膜促性腺激素使卵巢内卵泡发育并排卵,精子也可通过子宫腔包蜕膜与壁蜕膜之间进入输卵管,一旦受精,由于孕期输卵管蠕动减少、减弱,易着床于输卵管,造成宫内宫外异期复孕,但非常罕见。

同期复孕有 2 种可能,同时排出 2 个卵细胞分别受精,卵细胞受精后分裂成 2 个独立的分裂球,分别着床于宫内和宫外所致。

现今辅助生育技术在临床应用后,宫内、宫外同时妊娠的发生率增多,占应用辅助生育技术妇女的 1%～2%,主要因胚胎移植数量多,移植液容量大,引起部分胚胎流入其他部位而着床和发育。采用诱发排卵后宫内宫外复合妊娠的发生率也上升 1.2%。

(十六)多胎异位妊娠

异位妊娠以输卵管妊娠多见,Arey 指出输卵管内单卵双胎妊娠多于子宫内单卵双胎妊娠,而双卵双胎分别植入两侧输卵管者较少见。Funderrburk 报道宫内有一胎儿,两侧输卵管内各有一个胎儿。有报道一孕妇在输卵管妊娠破裂手术时,发现输卵管内有 4 个小胚胎,每个胚胎都有独立的羊膜囊,包在一个共同的绒毛膜囊中,4 个胚胎大小不等,其中最大的头已明显可辨认,枝芽尚未出现,最小者为一椭圆形胎块。

(十七)慢性异位妊娠(陈旧性异位妊娠)

临床上有陈旧性异位妊娠或慢性异位妊娠的名称,无明确的定义。一般指输卵管妊娠流产或破裂后,胚胎死亡,内出血停止,因病程较长,盆腔内形成一个与周围组织粘连的包块。过去,常规的妊娠试验总是阴性,而现今较敏感的妊娠试验可能呈阳性,β-HCG 定量检测可见其滴定度低。

(十八)绝育术后的异位妊娠

受精卵可种植于绝育术后输卵管腹膜瘘部位,输卵管单极电灼绝育术后输卵管妊娠概率极高。其它方法的输卵管绝育术后,输卵管的发生率没这么高。用 Hulka 夹子或 Falope 环行绝育术后多数妊娠系宫内妊娠,而 Pomeroy 方法后经常是子宫外妊娠。浙江省曾对 17 个单位 215 324 例输卵管结扎者随访,其中异位妊娠 99 例,发生率为 0.46%,但也有报道在 7.2%～18.2%不等。

二、病因

(一)延迟或阻止受精卵进入子宫腔

1.慢性输卵管炎

炎症后管腔皱褶粘连,致输卵管腔部分阻塞,内膜纤毛常有缺损,肌肉蠕动能力降低,影响受精卵的移行。

2.输卵管周围粘连

继发于阑尾炎、腹膜炎和盆腔子宫内膜异位症后的输卵管周围炎性粘连,常使受精卵运行缓慢。

3.盆腔结核

由于病变部位纤维化和瘢痕形成,造成输卵管管腔部分性阻塞。

4.输卵管发育不良或先天性畸形

发育不良的输卵管较正常者细薄而长且屈曲,管壁肌纤维发育差,内膜纤毛缺乏。先天畸形如憩室、副伞等亦易发生异位妊娠。

5.盆腔肿瘤

肿瘤的压迫和牵拉使输卵管变得细长、迂曲,可阻碍受精卵的通过而发生异位妊娠。

6.输卵管子宫内膜异位症

子宫内膜替代的部分输卵管内膜同样可供受精卵的种植。子宫内膜组织也可侵入输卵管间质部,形成间质增厚,管腔狭窄或阻塞致输卵管妊娠。

7.输卵管结扎术后再通

结扎或切断后,近端如有瘘管形成,精子可由瘘管游入腹腔,再通过远侧输卵管伞部进入壶腹部与卵细胞会合。

8.以往输卵管手术

如输卵管整形术、吻合术和输卵管妊娠保守性手术,造成部分管阻塞或输卵管周围粘连。

(二)胚胎本身缺陷

异位妊娠中有许多胚胎畸形,异位妊娠者染色体图像中也见有较高比例的染色体畸形。男方精液中精子计数过低及异常精子数过高者,亦可增加异位妊娠的危险。

(三)卵子未排出卵巢

少数由于未排出的卵细胞受精于卵巢,形成卵巢妊娠。

(四)宫颈异常

也有宫颈内口开大,当受精卵游走速度过快或发育过慢,均可下降到宫颈管黏膜着床。

(五)内膜异常

子宫内膜炎症及过度刮宫引起的子宫内膜缺损,瘢痕形成均与宫颈妊娠有关。

(六)输卵管妊娠流产或破裂

腹腔妊娠大多继发于输卵管妊娠后,即输卵管妊娠流产或破裂后胚囊流入腹腔,然后胎盘附着或种植于其他组织继续发育,也可少数受精卵直接种植于盆腔腹膜、肠系膜、大网膜和阔韧带上继续发育。

(七)受精卵游走

卵细胞在一侧输卵管受精,经子宫腔进入对侧输卵管,并在该处植入,称为受精卵内游走。如果受精卵落入子宫直肠窝,而被对侧输卵管拾取并植入,称为受精卵外游走。

(八)内分泌因素

雌、孕激素之间平衡失调,会影响受精卵在输卵管中的运送。主要是影响输卵管蠕动,黄体功能不全时黄体酮水平低,子宫内膜发育不良,黄体酮浓度高低与输卵管功能有关,浓度低者输卵管电生理不利于卵细胞的转送,输卵管由伞端向子宫方向蠕动降低,推动力降低,使卵细胞容易发生停滞而发生异位妊娠。

(九)精神因素

精神因素可影响自主神经系统,引起输卵管松弛或痉挛。

(十)输卵管痉挛

作子宫输卵管通气术时出现输卵管痉挛者较易发生异位妊娠

(十一)盆腔炎症与性传播性疾病

盆腔炎症常是革兰氏阴性菌和革兰氏阳性菌,厌氧菌和需氧菌,球菌和杆菌等的混合感染,也可与性传播疾病的病原体混合感染或单独感染。盆腔炎症常因治疗不彻底造成盆腔粘连,输卵管周围粘连而影响输卵管蠕动,伞端粘连影响拾卵功能,也因炎症使输卵管部分管腔阻塞或狭窄,纤毛粘连或形成瘢痕。

性传播疾病现发病率高,其中淋病、尖锐湿疣、阴道炎、沙眼衣原体和支原体与异位妊娠有关,应引起临床重视,特别是在性乱人群中异位妊娠发病率也高。国内外对沙眼衣原体感染妇女的异位妊娠和不孕不育均引起了重视,强调因慢性炎症后继发输卵管内有瘢痕,临床上可见无症状或接近无症状的输卵管感染,使输卵管炎症病变而引起异位妊娠或不孕不育。

(十二)诱发排卵

近年有关诱发排卵而发生异位妊娠,也有报道诱发排卵后出现宫内宫外复合妊娠,因此提出采用促排卵药后在其疑为妊娠时要排除异位妊娠和复合妊娠。诱发排卵者发生异位妊娠与患者本身潜在的输卵管病变有关,故在筛选患者作诱发排卵时要严格注意输卵管情况,原有输卵管炎症者用药后应特别注意有无异位妊娠可能。

(十三)辅助生育后异位妊娠

辅助生育技术从最早的人工受精到目前常用的促排卵药物应用,以及体外授精-胚胎移植(IVF-ET)或配子输卵管内移植(GIFT)等,均有异位妊娠发生,且发生率为 5% 左右,比一般原因所致异位妊娠发生率为高,其相关因素有以下几种。

(1)辅助生育技术中输卵管病变是不孕的重要因素,输卵管原本有不同程度病变。

(2)许多患者因盆腔炎、前次异位妊娠、盆腔手术、盆腔子宫内膜异位症为的高危因素。

(3)移植胚胎技术因素,如宫腔内置管过深,将胚胎放置在子宫输卵管开口处或直接置入输卵管内,受术者头低位,也因重力作用使胚胎移入输卵管内,胚胎移植的黏稠介质有助于胚胎移至输卵管,流体静力作用以及女性生殖系统因有的逆行转运方式将胚胎带入宫腔外和子宫收缩等。

(4)与植入胚胎数量和质量也有关,移植 2~6 个胚胎后易发生异位妊娠。

(5)冷冻胚胎移植后发生异位妊娠,提示这类胚胎有一定比例遭损害的裂殖细胞倾向种植在输卵管。

(6)移植液过多,使之进入输卵管,胚胎随之进入输卵管。

(7)激素环境改变,影响输卵管肌肉舒缩功能,也可引起异位妊娠。

(十四)寄生虫

有报道血吸虫卵感染输卵管可引起异位妊娠,当然较罕见,在血吸虫疫区妇女应引起重视。

(十五)子宫内膜异位症

特别是盆腔粘连影响输卵管功能,也有输卵管子宫内膜异位症。

(十六)吸毒

吸毒可导致异位妊娠破裂,因而对吸毒妇女又可疑有异位妊娠者尤应引起重视。吸毒妇女因炎症、性紊乱合并在一起,异位妊娠发生率也高。

(十七)阴道冲洗

阴道冲洗也是异位妊娠的潜在危险因素,研究显示阴道冲洗会加重盆腔炎,并使异位妊娠发生率增高。

三、临床表现

输卵管妊娠早期,在流产或破裂以前,除妊娠的症状体征如月经未转、子宫略大而软、妊娠试验阳性等以外,几乎没有其他症状。个别有下腹一侧隐痛的主诉,以后随着妊娠物的增大或向管壁及周围组织侵犯而产生出血等其他各种症状及体征。

(一)输卵管妊娠

1.症状

(1)停经:输卵管妊娠在出现流血之前,多有停经史,长短不定,一般为6～8周,间质部妊娠则停经的时间较长,一般为10～18周。也有1/4左右的患者无明显停经史,但阴道流血淋漓不尽,常因把脱膜组织部分剥离而致的不规则出血误认为是末次月经,所以必须仔细追问所谓的末次月经量的多少,时间的长短及与以往的行经有否不同,这时往往能发现两者不完全相同。

(2)腹痛:腹痛是最常见的症状,90%以上的患者主诉腹痛。疼痛性质可为隐痛、胀痛、坠痛、绞痛或撕裂样痛;常突然发作,持续或间歇出现;多位于下腹部,并且是一侧疼痛较重,最后遍及全腹及放射至肩部。患者下腹部一侧性的隐隐胀痛,是输卵管扩张、牵拉输卵管浆膜所致;而阵发性绞痛是由于输卵管阵发性收缩欲将其内容物排出;在输卵管妊娠破裂时,可产生犹如刀割或撕裂样疼痛。流产或破裂均可造成腹腔积血,此时产生腹膜刺激性疼痛,不限于一侧而常为下腹部疼痛,可反复发作,每次发作提示有新的出血。当血液积聚于子宫直肠陷凹内,可产生肛门坠胀感或排便感,腹腔积血增多时,可刺激横膈肌,引起肩胛部放射性疼痛,此体征称 Danfroth 征。但要引起注意的是,由于患者的痛阈不同,有时虽然腹腔内出血很多,却仅有酸胀感。

(3)不规则阴道出血:输卵管妊娠胎儿死亡后,随着体内雌、孕激素水平的下降,子宫内膜开始脱落,可出现不规则阴道流血。典型的出血为量少、点滴状,色暗红,持续性或间歇性;少数患者有似月经量的出血。但临床上也有无阴道出血者,阴道出血中有时见有小片膜状物,少数病例可能有整片蜕膜组织排出,即所谓"子宫蜕膜管型",酷似胎盘,不应随意弃去,应做病理切片检查。停经、腹痛和不规则阴道出血为异位妊娠的3个主要症状。腹痛常先于阴道出血,或与阴道出血同时出现,也有先出现阴道流血,以后才有腹痛的情况。

(4)贫血及白细胞化:因阴道出血或腹腔内出血,常呈现不同程度的贫血貌,红细胞计数及血红蛋白含量下降,白细胞数略有升高。

(5)晕厥与休克:约有 1/3 的患者出现晕厥,多见于输卵管妊娠破裂或输卵管妊娠不全流产。患者面色苍白、脉搏加快,严重时脉搏微弱,血压不稳定,并有腹膜刺激症状,多数患者失血量还未达到休克程度,但已有低血容量的表现,临床应用的"休克指数",简单方便,可以粗略估计失血的程度:休克指数=脉率/收缩压,其结果为"0.5"表示血容量正常,"1"表示失血 20％～30％,">1"表示失血30％～50％。如果收缩压＜80 mmHg、脉压＜20 mmHg,即有休克的症状(如皮肤湿冷、少尿、神志障碍等),但在慢性内出血者中,虽腹腔中有 2 000 mL 或以上的积血,但可以无休克症状。

(6)其他症状:可出现胃部疼痛、上腹疼痛、恶心呕吐、腹泻、直肠刺激症状、腰痛、排尿不畅等。这些症状的出现常易误诊为内外科、泌尿科等疾病,成为误诊的主要原因之一。

2.体征

早期输卵管妊娠,一般无明显体征,随着病情的发展,可出现下列体征。

(1)腹部检查:内出血不多时,仅病侧有压痛,内出血多时,可见腹部略为膨隆,可有整个腹部压痛及反跳痛,腹壁肌紧张。腹部叩诊时有移动性浊音,肠鸣音多较活跃。腹壁较薄者,由于脐周围皮下脂肪少、无肌层,且腹膜、筋膜有通往皮下的间隙,大量腹腔内积血可使血液渗至脐周皮下组织而呈蓝色,称为库伦征,肥胖者不明显。当局部血肿包块形成时,则于下腹部可触及固定的包块,常位于偏一侧耻骨上方,界线模糊不清。间质部妊娠破裂较晚,有时可扪及突出的子宫角,该处有明显压痛。

(2)盆腔检查。①后穹隆:内出血不多时不饱满,仅有触痛;内出血多时,则穹隆饱满,有触痛。②子宫颈:输卵管妊娠未破裂或流产时,仅表现为妊娠的子宫颈征象,即着色、轻度水肿、变软,当有内出血时,子宫颈有明显的举痛,将子宫颈上下或左右摇动,可有剧烈的疼痛。③子宫体:略为增大、变软,但小于相应妊娠月份,在内出血多时,检查子宫有似漂浮在液体中的感觉。间质部妊娠时,子宫大小与妊娠月份相仿,但子宫轮廓不对称,有一侧角部突出,局部有明显压痛。④包块:输卵管妊娠产生的包块有多种形式,早期时于子宫一侧可触及有触痛的小包块,呈腊肠型,可活动;当出血较多,凝血块与输卵管粘在一起,则于子宫旁可触及模糊不清的包块,固定不活动,与周围组织有粘连,边界不清,触痛明显。

当凝血块机化时,则可在子宫旁或后壁触及一质硬而固定的包块,边界较清楚,常与子宫粘在一起,触痛程度已减轻。

(3)体温变化:多数输卵管妊娠者不发热,只有在腹腔内血液吸收时可出现低热,如体温超过 38 ℃,则多数合并有感染。

(4)血压、脉搏变化:内出血不多时,一般无变化,急性大量出血时,则有血压下降,脉搏加快、细弱而处于休克状态。

(二)宫颈妊娠

本病多见于经产妇或多次作人工流产者,妊娠一般在 3 个月内中断,很少可继续至 3 个月以上。

1.主要症状

(1)停经及早孕症状:与正常早期妊娠相同,患者多有停经史,国内报道最短停经时间为末次月经后 20 天,最长的为 300 天,大多为 8 周左右。早期时有晨吐等早孕症状。

(2)阴道出血:宫颈妊娠时阴道出血较早,可在停经 5 周左右,一般在停经 7~8 周时出血者占多数,也有在未到下次经期前或经期出血。极少数可至 3 个月以上,但都是子宫颈过期流产,胚胎早已停止发育。阴道出血的量由少到多,有时可呈喷泉样出血。引起出血的原因是由于绒毛不仅侵入宫颈内膜,同时也侵入肌层,而宫颈仅含少量肌纤维组织,收缩力差,血窦开放时不能自动止血,后果严重。若出血后血栓形成,可有暂时性出血停止。

(3)腹部疼痛:妊娠早期可出现无痛性阴道出血,这是因为胎盘附着部位胎盘绒毛分离出血时,血直接外流,不刺激宫缩,故出血为无痛性,但有时亦可因宫颈迅速扩张伴轻微的下腹坠痛。若绒毛侵蚀子宫颈肌层,破坏其血管及肌壁,少数病例可引起宫颈管破裂,并致阴道大出血及血肿形成。当血肿伸延至阔韧带底部时,可出现下腹部疼痛,延伸至膀胱附近,可致尿痛。

2.盆腔检查

子宫颈形状改变,开始时子宫颈正常大或稍大,而在短期内显著变软变蓝紫色,宫口扩张,子宫体保持正常大小和硬度。随宫颈继续妊娠,子宫颈呈圆锥体样肿物,子宫颈口呈凹入的孔状,子宫颈充血、变软,有面团感,与子宫体相比呈葫芦形。宫颈可见到或触及宫颈管内的紫红色柔软组织,似不可避免流产,其区别是胚胎组织与子宫颈紧密相连,阴道内常有黏稠暗红色分泌物,混有血液。胚胎组织虽堵在宫颈管内,但进一步 B 超检查可发现宫颈内口仍闭合,以手指插入做检查,尤其在试图取出颈管内组织时,可能造成大出血。

(三)其他部位妊娠

1.卵巢妊娠

(1)停经:输卵管妊娠大多有停经史,而卵巢妊娠仅 50% 有停经史,原因是卵巢妊娠发生症状较早,在下次月经来潮前已有明显症状而就医。

(2)阴道流血:阴道流血量一般较少,主要是内出血,不少病例因突发性的内出血而致休克。

(3)腹痛:卵巢妊娠发生腹痛时间较早,常在下次行经前已有隐痛,当破裂发生内出血时,可有剧痛及肛门坠胀感。

(4)腹块:常可于子宫一侧触到大小不等的包块,有明显触痛。

(5)休克:约有 1/4 的患者于就诊时出现失血性休克。

2.残角子宫妊娠

残角子宫妊娠的早期与正常宫内妊娠有相同的一系列反应,但因残角子宫壁发育不全,内膜发育不良,早孕时胎儿常死于宫内。如继续妊娠,其发展的结局取决于残角子宫肌层发育的程度,若肌层发育较好者,常在妊娠 3~5 个月出现自然破裂或胎死宫内;肌层发育良好者,则可继续妊娠至晚期,但多数为死胎,少数妊娠到足月,并于分娩时发生宫缩,单角子宫出血或排出蜕膜管型,但先露部很高,胎位不正,宫口无开大现象,宫颈多坚硬,宫腔空虚并偏于一旁,在相当于子宫颈内口水平的一侧,触到一肥厚的蒂,并连接另一与妊娠胎儿相符的肿块,胎儿不能从阴道娩出,常死于宫内。残角子宫妊娠破裂的表现为以下几点。

(1)早期妊娠破裂:其症状与输卵管妊娠破裂相似,剧烈的腹痛后有急性内出血,主要表现为血腹症,并在单角子宫的一侧可触及残角子宫的包块。

(2)中期妊娠破裂:多发生于妊娠 14~20 周,此时残角子宫如小儿头大,肌层发生不完全或完全破裂,同样剧痛后接着出现急性内出血,常发生失血性休克,检查时单角子宫旁有一巨大的包块,触痛明显,与间质部妊娠很难区别。

(3)妊娠至晚期时,同样可以发生破裂,但胎死宫内的机会相对增多,此时与腹腔妊娠甚难区别。国内一项 Mate 分析报道,总的妊娠破裂率为 49.5%,70%破裂发生于妊娠 2~6 个月。

3.腹腔妊娠

患者的平均年龄一般比普通孕妇为大,有多年不孕史,常伴有可疑输卵管妊娠流产或破裂的病史。在妊娠早期,一般无特殊主诉,但有时患者可出现恶心、呕吐、嗳气、便秘、腹痛等症状。停经后的不同时期多数有突然下腹剧痛或持续下腹疼痛史,少数因腹痛剧烈而出现休克症状或伴有少量阴道流血。到妊娠晚期,可出现假临产症状,胎动剧烈,孕妇多伴有不适,腹壁下除可清楚扪及胎儿以外,常可扪及另一团块样物,实为子宫,胎位常异常,横位多见。先露部位于骨盆入口之上,胎儿存活者可在下腹部听到母体血管杂音,此为腹腔妊娠较典型体征之一。妇科检查可见子宫颈被推向一方,可触及增大的子宫(一般2个月妊娠大小),在子宫旁可触及另一大小不定的包块,有时还可触及胎头。其他并发症状如肠梗阻的症状,因胎盘附着处与肠管粘连或胎块压迫引起梗阻。此外可因感染胚囊而成为脓肿,表现为高热不退,直到脓肿从肠道或其他部位穿破引流,高热才能下降,在脓液排出的同时,可能有胎儿骨骼随之排出。

4.阔韧带内妊娠

与腹腔妊娠相似,主要为腹痛,剧痛可能是输卵管早期破裂,但以后的隐痛则为阔韧带的牵拉所引起。阔韧带内妊娠约半数有阴道不规则流血,流血量不多,其余半数可无阴道流血。流血的原因与其他异位妊娠相同,乃宫内蜕膜组织剥离引起。妊娠囊及胎盘破裂时会导致腹腔积血和急腹症,但是因为阔韧带内血管的填塞作用,出现大量出血的可能性不大。检查时可触及子宫旁包块,子宫颈被推向上方或对侧,穹隆膨出。

5.宫角妊娠

宫角妊娠因种植部位异常,孕早期易发生流产,该部血供丰富,出血常极为活跃,当血液渗透至子宫壁时,导致子宫不对称囊性扩张,积血过多可发生破裂,患者常以腹痛,反复阴道出血或急腹症入院。宫角妊娠与输卵管间质部妊娠均可有包块自该侧子宫角部向外突出,但间质部妊娠的胚胎是向宫腔外生长,而宫角妊娠的胚胎是向宫腔内生长,同侧圆韧带在包块外侧。

6.阴道妊娠

阴道残端出现一紫色的结节状组织,逐渐增大,有不定量的阴道出血,触之则流血加剧,常被怀疑为滋养细胞肿瘤。若异位妊娠发生于尿道阴道黏膜之间,表现拟为一尿道下憩室,并可能逐渐增大,略呈蓝色。

7.宫内、宫外复合妊娠

除有异位妊娠的症状外,并有正常宫内妊娠的表现,子宫增大柔软,较之单纯异位妊娠时更明显。当异位妊娠手术中发现子宫增大变软,与停经月份相符,术后妊娠反应未消失,无月经来潮,子宫继续增大,应考虑本病。

四、实验室及辅助检查

(一)血 HCG 和黄体酮测定

1.血人绒毛膜促性腺激素(HCG)

HCG 是早期诊断异位妊娠的重要方法。异位妊娠时体内 HCG 水平较宫内妊娠低,需测血 HCG 定量,对保守治疗的效果评价具有重要意义。连续测定血 HCG,倍增时间＞7 天,异位妊娠可能性大;倍增时间＜1.4 天,异位妊娠可能性小。

2.黄体酮

多数在 10～25 ng/mL 之间;＞25 ng/mL,异位妊娠概率＜1.5%;＜5 ng/mL,排除流产后应考虑异位妊娠。

(二)超声诊断

阴道 B 超检查较腹部 B 超检查准确性高。

1.阴道超声检查

可发现宫腔内空虚,宫旁出现低回声区,其内探及胚芽及原始心管搏动,可确诊异位妊娠。宫内有时可见到假妊娠囊(蜕膜管型与血液形成),有时被误诊为宫内妊娠。

2.血 β-HCG 测定与 B 超相配合

当血 HCG≥2 000 IU/L 时,阴道超声可看到妊娠囊,若未见宫内妊娠囊,应高度怀疑异位妊娠,对确诊帮助很大。

(三)阴道后穹隆穿刺

阴道后穹隆穿刺是一种简单可靠的诊断方法,适用于疑有腹腔内出血的患者。抽出不凝血液,说明有血腹症存在。陈旧性宫外孕时,可抽出小块或不凝固的陈旧血液。穿刺针误入静脉,血液较红,放置 10 分钟凝结。阴道后穹隆穿刺阴性不能否定输卵管妊娠存在,可能存在无内出血、内出血量少、血肿位置较高或直肠子宫陷凹有粘连等情况。

(四)腹腔镜检查

腹腔镜检查目前被视为异位妊娠诊断的金标准,既可确诊又有治疗作用。适用于原因不明的急腹症鉴别及输卵管妊娠尚未破裂或流产的早期。腹腔镜下可见一侧输卵管肿大,表面紫蓝色,腹腔内无血液或有少量血液。

(五)子宫内膜病理检查

诊断性刮宫仅适用于阴道流血较多的患者,目的在于排除合并宫内妊娠流产。将宫腔排出物或刮出物做病理检查,宫内妊娠可见到绒毛,异位妊娠仅蜕膜不见绒毛。

五、主要护理诊断

(一)体液不足

与宫外孕破裂或流产所致的大出血有关。

(二)疼痛

与宫外孕流产或破裂所致的腹腔内出血、手术创伤有关。

(三)悲伤

与此次怀孕失败有关。

(四)恐惧

与生命受到威胁及今后再次妊娠的可能受到阻碍有关。

(五)有感染的危险

与大出血机体抵抗力降低、术后留置导尿管、皮肤完整性受损等有关。

六、护理措施

(一)非手术治疗患者的护理

1.休息

患者入院后应绝对卧床休息,减少活动。嘱患者避免突然变换体位及增加腹压的动作,不能灌肠,以免引起反复出血。

2.饮食指导

指导患者进食高营养、高维生素的半流质饮食,保持大便通畅,防止便秘、腹胀等不适。

3.病情观察

密切观察患者血压、脉搏、呼吸、体温、面色的变化,重视患者的主诉,注意阴道流血量与腹腔内出血量比例,当阴道流血量不多时,不要误以为腹腔内出血量亦很少。应告知患者病情发展指征,如出血增多、腹痛加剧、肛门坠胀感明显等,以便病情发展时,能及时发现并给予相应处理。

4.建立静脉通路

应做好随时输液、输血及腹部手术的准备。

5.健康指导

指导患者正确留取血 β-HCG,以监测治疗效果。患者阴道有排出物时,应立即通知医师,留取好标本送病理检查,并讲明目的及意义。

6.预防感染

观察患者体温变化,体温过高,给予物理降温,告知患者多饮水;患者卧床期间,做好会阴护理;嘱患者勤换内衣、内裤、纸垫,保持外阴清洁。

7.心理护理

向患者讲述异位妊娠的相关知识,减少和消除患者的紧张、恐惧心理。

(二)手术治疗患者的护理

1.术前护理

(1)做好产科患者一般护理。

(2)病情观察:监测患者的生命体征及病情变化,观察皮肤颜色、温度,估计腹腔内出血的量,判断是否出现失血性休克,了解疼痛的程度、性质和位置。

(3)急性出血的护理:①孕妇应去枕平卧、吸氧、注意保暖,建立静脉通路。②密切观察生命体征、面色、尿量等,有无失血性休克表现。③观察腹痛程度、阴道出血量及性状。腹痛加剧、阴道出血量增多或有组织物排出体外,及时通知医师,同时遵医嘱进行血红蛋白、血型、血尿 HCG 等化验检查,并配血备用。④协助医师体检及后穹隆穿刺,做好手术准备。若抽出暗红色不凝固血液,说明有腹腔内出血。后穹隆穿刺阴性不能排除输卵管妊娠。⑤向患者及家属介绍手术的必要性和手术方式,消除患者的紧张恐惧心理,取得其积极配合。⑥手术备皮范围上至剑突,下至大腿内侧上 1/3 处,两旁至腋中线,注意脐部的清洁(尤其腹腔镜手术)。

(4)异位妊娠保守治疗的护理:①绝对卧床休息,尽量少搬动患者,做好生活护理。嘱患者避免突然改变体位及增加腹压,防止异位妊娠破裂。②严密观察患者病情变化,注意血压及腹痛程度,观察有无阴道出血及休克征象,如有腹痛加剧、肛门坠胀感及时通知医师,并做好抢救准备。如阴道有组织样物排出时应保留并送病理检验。③正确留取血标本,以监测治疗效果。④腹痛时禁用麻醉止痛剂,以免掩盖症状和误诊,禁止灌肠。⑤补充营养,增强抵抗力,增加铁的摄入;保持大便通畅。⑥保持外阴清洁,及时更换消毒会阴垫,预防感染。⑦观察患者的精神状况并给予心理护理,讲解相关知识、自我监护及自我护理的方法。

2.术后护理

(1)执行产科手术后护理常规。

(2)体位护理:全麻术后去枕平卧6~8小时,以后协助患者翻身。无特殊情况时,第2天早晨可取半卧位。

(3)病情观察:术后6小时内严密监测患者生命体征并记录。术后3天遵医嘱测量体温,每天至少4次。观察腹部伤口有无渗血,如有异常及时通知医师。

(4)饮食护理:遵医嘱术后6小时内禁食,排气前给予流质饮食(免糖免奶),排气后可逐步从流质过渡至普食。保持大便通畅。

(5)尿管护理:定时挤压管道,使之保持通畅。妥善固定,勿折叠、扭曲、压迫管道。及时倾倒尿液,保持有效负压。观察尿液的性状、颜色、量。遵医嘱术后24小时后拔除尿管,鼓励其自行排尿。

(6)伤口的护理:查看伤口敷料是否干燥,有无渗血渗液,若有异常及时通知医师。一般术后4~6小时出现伤口疼痛,指导患者进行深呼吸、分散注意力等技巧。必要时遵医嘱使用止痛药。

(7)并发症的观察与处理:潜在并发症如失血性休克、极度贫血及感染。处理:做好宣传教育工作,预防感染,纠正贫血,多饮水,注意个人卫生。

(8)健康指导:①指导患者定期复查B超,监测血HCG,直至正常。②注意避孕。下次妊娠时要及时就医,不宜轻易终止妊娠。③指导患者养成良好的卫生习惯,保持会阴清洁和性生活卫生,避免发生生殖器官炎症。④建议多摄取高蛋白、高纤维素食物,如瘦肉、蛋类和新鲜的水果、蔬菜等,以尽快恢复身体功能。

第三节　妊娠高血压综合征

妊娠高血压综合征(PIH)简称妊高征,是发生于妊娠20周以后以高血压、蛋白尿、水肿为特征的妊娠期所特有的疾病。此病累及全身多个系统,如果病情得不到及时治疗和控制则会危及母儿健康,是孕产妇及围生儿死亡的重要原因之一。

一、病因及发病机制

(一)病因

国内外学者对妊高征的病因进行了大量研究,提出了多种病因学说,诸如子宫-胎盘缺血学说、神经内分泌学说、免疫学说和慢性弥散性血管内凝血(DIC)学说,但尚未阐明。近年来对妊高征病因的研究又有了新进展,如内皮素、钙、心钠素以及微量元素等学说,其中以血浆内皮素及缺钙与妊高征的关系较为瞩目。

根据调查发现,妊高征发病可能与以下因素有关:①精神过度紧张或受刺激致使中枢神经系统功能紊乱时;②寒冷季节或气温变化过大特别是高气压时;③年轻初孕妇或高龄初孕妇;④有慢性高血压、肾炎、糖尿病等病史的孕妇;⑤营养不良,如低蛋白血症者;⑥体形矮胖者;⑦子宫张力过高,如羊水过多、双胎、糖尿病巨大儿及葡萄胎等;⑧家族中有高血压史,尤其是孕妇母亲有妊高征史者。

(二)发病机制

妊高征的基本病变为全身小动脉痉挛。由于小动脉痉挛造成管腔狭窄,周围阻力增大,内皮细胞损伤,通透性增加,体液和蛋白质渗漏,表现为血压升高、蛋白尿、水肿和血液浓缩等。

全身各器官组织因缺血、缺氧而受到损害,形成相应的病变及相应的临床表现,如脑血管痉挛引起脑组织缺血、缺氧状态时,患者出现头晕、头痛、呕吐,甚至发生某些运动中枢的急性缺血、缺氧症状,如局部或全身性抽搐、昏迷、脑水肿、脑出血。眼底动脉痉挛引起视网膜水肿,出现视力模糊,严重者引起视网膜出血甚至剥离,出现突然失明。随着妊高征的发展,还可发生肝组织梗死、坏死。心肌间质水肿,心内膜点状出血,偶可见个别毛细血管内栓塞,可发生心力衰竭。

子宫胎盘小动脉痉挛导致子宫胎盘的血流量减少,胎盘功能低下,导致胎儿宫内生长发育迟缓,如发生螺旋动脉栓塞、蜕膜坏死、胎盘后出血,则可导致胎盘早剥。

二、分类及临床表现

(一)轻度

血压≥90/140 mmHg或较基础血压升高15/30 mmHg,可伴轻度蛋白尿和(或)水肿。

1.高压血

孕妇于妊娠20周以后血压开始升高(≥90/140 mmHg),或收缩压超过原基础血压 30 mmHg,舒张压超过 15 mmHg。

2.蛋白尿

可无或仅微量,常在血压升高后出现。

3.水肿

最初可仅表现为体重的异常增加(隐性水肿),每周>0.5 kg,如体内积液过多则导致临床可见的水肿。水肿多由踝部开始,逐渐延至小腿、大腿、外阴部、腹部,呈凹陷性水肿。踝部及小腿有明显内陷性水肿、经休息后不消退者,以"+"表示;水肿延及大腿,以"++"表示;"+++"指水肿延及外阴和腹部;"++++"指全身水肿或伴有腹水者。

(二)中度

血压超出轻度妊高征范围但<110/160 mmHg,尿蛋白(+),定量测定超过0.5 g/24 h或伴有水肿,无自觉症状。

(三)重度

血压≥110/160 mmHg 或尿蛋白(++)~(++++),24 小时尿蛋白量达到或超过 5 g,可有不同程度的水肿,并有一系列自觉症状出现。可分为先兆子痫和子痫。

1.先兆子痫

在高血压及蛋白尿的基础上,患者出现头痛、眼花、恶心、呕吐等症状,表示病情进一步发展,预示即将发生抽搐,称为先兆子痫。

2.子痫

在先兆子痫的基础上进而有抽搐发作,或伴有昏迷,称子痫。子痫多发生于妊娠晚期或临产前,称产前子痫;少数发生于分娩过程中,称产时子痫;个别发生于产后 24 小时内,称产后子痫。子痫发作的典型表现为眼球固定,瞳孔放大,瞬即头转向一侧,牙关紧闭,继而口角与面部肌肉颤动,全身肌肉强直,双手握拳,双臂伸直,全身发生强烈抽动,抽搐时呼吸暂停,面色青紫,持续 1 分钟左右,抽搐幅度减少,全身肌肉松弛,随即深长吸气,发现鼾声后恢复呼吸。临抽搐发生前和抽搐期间,患者神志丧失,抽搐次数少及间隔长者抽搐后即可苏醒,抽搐频繁、持续时间较长者往往陷入深昏迷状态。

(四)妊高征对母婴的影响

1.对孕产妇的影响

妊高征特别是重度妊高征,可发生胎盘早剥、肺水肿、凝血功能障碍、脑出血、ARF、溶血性肝酶综合征(溶血、肝酶升高、血小板数减少)、产后出血及产后循环衰竭等并发症。

2.对胎儿的影响

妊高征时,由于子宫血管痉挛引起的胎盘供血不足、胎盘功能减退,可致胎儿发育迟缓、胎儿窘迫、早产、死胎、死产或新生儿死亡。

三、实验室及辅助检查

(一)血液检查

测定血红蛋白含量、血细胞比容、血液浓缩程度等。

(二)肝、肾功能测定

判断肝、肾功能受损情况,了解有否低蛋白血症存在。

(三)尿液检查

留取 24 小时尿液,进行尿蛋白定量检查。

(四)眼底检查

视网膜小动脉的痉挛程度反映全身小血管痉挛的程度,即反映本病的严重程度。

(五)其他

心电图、超声心动图、胎盘功能、胎儿成熟度检查、脑血流图检查。

四、主要护理诊断

(一)焦虑

与担心高血压对母儿的影响有关。

(二)知识缺乏

缺乏与妊高征相关的知识。

(三)组织灌注量改变

与全身小动脉痉挛有关。

(四)体液过多

与妊娠子宫压迫下腔静脉致使血液回流受阻、全身小动脉痉挛、内皮细胞损伤、通透性增加、体液和蛋白质渗漏有关。

(五)有胎儿受伤的危险

与子宫动脉痉挛、胎盘供血不足、胎盘功能减退有关。

(六)有药物中毒的危险

与应用硫酸镁治疗时入量过多有关。

(七)有受伤的危险

与子痫发作时患者意识丧失、咬伤舌头、坠床等有关。

(八)潜在并发症

胎盘早剥,与螺旋动脉栓塞、蜕膜坏死出血有关。

(九)潜在并发症

产后出血。

五、护理措施

(一)卧床休息

给患者提供一个安静、清洁的休息环境,保证患者有足够的休息和睡眠时间。休息及睡眠时宜取左侧卧位,可减轻下腔静脉受压,增加回心血量,改善肾血流量,增加尿量,并有利于维持正常的子宫胎盘血液循环。卧床休息可防止因活动使血压升高而加重病情。睡眠效果不好者可遵医嘱给予少量镇静剂,如地西泮、苯巴比妥。给予间歇吸氧或每天吸氧 3 次,每次 1 小时。

(二)健康指导和心理支持

指导患者摄取足够的水和富含纤维素的食物,可有效防止因卧床休息、活动减少而造成的便秘,摄入足够的蛋白质则可补充尿蛋白的损失,除非全身水肿,否则不宜限制盐的摄入。将有关妊高征的症状、体征告诉患者,便于在病情发展时患者能及时汇报;督促患者坚持计数胎动,以判断胎儿宫内的情况,告诉患者及家属妊高征的危害性,以引起他们的重视。

给予患者心理支持:理解、同情患者的感受,耐心倾听患者的诉说;对患者及其家属进行适当的安慰,告诉患者只要积极配合治疗与护理,妊高征的预后是比较理想的;在治疗护理过程中给予患者适当的信息,如病情得到了控制、血压稳定、胎心音正常等,使其对病情有所了解,以增加患者的安全感。

（三）用药护理

1.硫酸镁用药护理

在进行硫酸镁治疗时应严密观察其毒性作用,并认真控制硫酸镁的人量。通常主张硫酸镁的滴注速度以 1 g/h 为宜,不超过 2 g/h。毒性作用首先表现为膝腱反射消失,随浓度的增加进而发展为全身肌张力减退和呼吸抑制,严重时心跳停止,所以每次用药前和用药期间均应监测以下指标:①膝腱反射必须存在;②每分钟呼吸不少于 16 次;③尿量每小时不少于 25 mL,尿少则提示肾排泄功能受到抑制,镁离子易积聚中毒。由于钙离子可与镁离子争夺神经细胞上的同一受体,阻止镁离子的继续结合,故应随时准备好 10% 葡萄糖酸钙注射液,以便在出现毒性作用时及时予以解毒。静脉推注 10% 葡萄糖酸钙 10 mL 时,宜在 3 分钟内推完,必要时可每小时重复一次,直至呼吸、排尿和神经抑制恢复正常,但 24 小时内不得超过 8 次。

2.降压药的用药护理

静脉使用降压药时应严密观察血压变化情况,根据血压调整药液滴数,以维持舒张压在 90～100 mmHg。

3.血压的观察

使用冬眠合剂时亦需严密观察血压变化,尤其是静脉注射时应嘱患者必须卧床,以免起立后发生直立性低血压,摔倒而发生意外,密切监测胎儿宫内情况。

4.利尿药物用药的护理

用药过程中应严密监测患者的水、电解质平衡情况以及药物的毒副反应,发现异常及时与医师联系,并予以纠正。

5.扩容药物用药的护理

扩容须在解痉的基础上进行,扩容时应严密观察血压、脉搏、呼吸和尿量,防止发生肺水肿和心力衰竭。

（四）病情的观察

每周测体重 2 次,观察体重改变的情况;记 24 小时液体出入量;正确留取尿标本（晨尿、24 小时尿）,监测尿量、尿蛋白定性定量及尿比重等;监测血压变化及水肿减轻的程度;注意询问患者的主诉,如出现头晕、头痛、目眩等自觉症状,则应提高警惕,防止子痫的发生;定时听胎心音,加强胎儿监护。在观察过程中发现异常及时通知医师,并协助尽快处理。

（五）重度妊高征的护理

重点在于保持病情稳定,预防子痫发生,为分娩做好准备。除上述常规护理内容外,还应注意以下护理措施:①将患者安排于安静的、光线较暗的病室,尽量集中进行医护活动,避免因外部刺激而诱发抽搐。②准备下列物品:呼叫器,置于患者随手可及之处;放好床栏,防止患者坠床、受伤;急救车、吸引器、压舌板、开口器等,以备随时使用;急救药品,如硫酸镁、葡萄糖酸钙等。

(六)子痫患者的护理

除继续重度妊高征的护理内容之外,在子痫发生时首先应保持患者呼吸道通畅,并立即给予持续吸氧,用开口器或于上、下磨牙间放置一缠好纱布的压舌板,用舌钳固定舌头以防咬伤唇舌或致舌后坠等情况的发生。使患者取头低侧卧位,以防黏液吸入呼吸道或舌头阻塞呼吸道,也可避免发生低血压综合征;必要时用吸引器吸出喉部黏液或呕吐物,以免窒息。在患者昏迷或未完全清醒时,禁止给予一切饮食和口服药,防止误入呼吸道而致吸入性肺炎。其次是遵医嘱采用药物控制抽搐,首选药物为硫酸镁,必要时加用镇静剂、降压药等。注意在抽搐时切忌先用硫酸镁肌内注射,因为注射时的疼痛刺激可能诱发抽搐。为密切观察尿量可放置导尿管,同时记录液体出入量,并按医嘱及时作尿常规、血液生化检查、心电图和眼底检查等。还应随时监测血压、脉搏、呼吸,定时测量体温,另需特别注意观察瞳孔大小的变化、肺部湿啰音、四肢运动情况、腱反射及有无宫缩出现,以便及早发现脑出血、肺水肿和肾功能不全或衰竭的征兆,并判定是否已临产。

情况允许时患者家属应候在床旁,便于及时沟通病情进展情况,在抽搐控制后6～12小时应考虑终止妊娠。在子痫发生的过程中,患者可能会发生大便失禁或胎膜破裂,因此,应随时注意保持患者身体及床单清洁卫生,维持舒适感。

(七)终止妊娠

妊高征是孕妇特有的疾病,终止妊娠后病情可自行好转,故适时结束妊娠对母儿均有利。其指征为:①先兆子痫治疗24～48小时无明显好转者;②胎龄已超过36周,经治疗好转者;③胎龄不足36周,胎盘功能检查提示胎盘功能减退而胎儿已成熟者;④子痫控制后6～12小时的孕妇。分娩方式应根据母儿的情况而定,对决定经阴道分娩者,护理人员应认真做好接生前和母儿抢救的准备;决定剖宫产者,应配合医师做好术前准备。

(八)产时护理

如决定经阴道分娩,在第一产程中应注意患者的自觉症状、血压、脉搏、尿量、胎心、宫缩及产程进展的情况;指导孕妇用减轻疼痛的技巧(如深呼吸、按摩下腹部等)来减轻宫缩所引起的疼痛,或建议孕妇采用无痛分娩;血压升高时及时与医师联系,必要时遵医嘱静脉滴注硫酸镁;宫缩稀弱者,给予静脉滴注催产素加强宫缩;必要时给予肌内注射哌替啶(潜伏期)、地西泮(活跃期)镇静。在第二产程中尽量缩短产程,避免产妇用力,可行会阴侧切并用产钳或吸引器助产。在第三产程中需预防产后出血,在胎儿娩出前肩后立即静脉推注催产素,及时娩出胎盘并按摩子宫,观察血压变化,重视患者的主诉。宫缩乏力者禁用麦角新碱,病情较重者于分娩开始即需开放静脉。在产房留观 2 小时,如病情稳定方可送回病房。

(九)产后护理

产后 1～5 天内仍有发生子痫的可能,故不可放松治疗及护理。产后仍需继续监测血压,产后 48 小时内应至少每 4 小时测量一次血压,产后 48 小时内仍应继续硫酸镁治疗、护理。使用大量硫酸镁的孕妇产后易发生宫缩乏力,恶露较常人多,因此,应严密观察子宫复旧及阴道流血的情况,严防产后出血。对重度妊高征的患者,产后应谨防宫缩痛、腹部伤口疼痛诱发子痫,故应密切观察并及时处理疼痛。

如产后血压稳定,应鼓励产妇参与新生儿的喂养及护理。如果此次妊娠失败,要协助患者及其家属度过悲伤期,告诉他们下次妊娠时不一定再发生妊高征,但他们属高危人群,因此要提醒她们在下次妊娠时予以重视,定期进行产前检查,以便及早发现和及早治疗。

第五章　儿科常见疾病护理

第一节　小儿化脓性脑膜炎

小儿化脓性脑膜炎是指由各种化脓性细菌引起的脑膜炎症,常继发于败血症或为败血症的一部分,约 30% 的新生儿败血症可并发脑膜炎。临床以急性发热、惊厥、意识障碍、颅内压增高和脑膜刺激征以及脑脊液脓性改变为特征。

80% 以上的化脓性脑膜炎是由肺炎链球菌、流感嗜血杆菌、脑膜炎奈瑟菌引起。2 个月以下婴幼儿和新生儿、原发或继发性免疫缺陷病者,易发生肠道革兰氏阴性杆菌和金黄色葡萄球菌脑膜炎,前者以大肠埃希菌最多见,其次如变形杆菌、铜绿假单胞菌或产气杆菌等。出生 2 个月至儿童时期以流感嗜血杆菌、脑膜炎奈瑟菌、肺炎链球菌致病为主。

随着抗生素的合理应用,小儿化脓性脑膜炎的病死率明显下降,病死率在 5%~15%,约 1/3 幸存者遗留各种神经系统后遗症,6 个月以下幼婴患本病预后更为严重。部分患儿可遗留脑积水、耳聋、癫痫、智力低下和肢体瘫痪。

化脓性脑膜炎包括脑膜炎奈瑟菌性脑膜炎、肺炎链球菌脑膜炎、流感嗜血杆菌脑膜炎、金黄色葡萄球菌脑膜炎、革兰氏阴性菌脑膜炎和新生儿脑膜炎。

一、病因及发病机制

(一)病因

化脓性脑膜炎在 0~2 个月内婴儿,其致病病原常反映母亲的带菌情况和婴儿的生活环境,常见病原有 B 族链球菌和革兰氏阴性肠杆菌等,偶尔也有流感嗜血杆菌 b 型(Hib)或不定型菌株。在 2 个月至 12 岁的儿童组中,其致病菌常是肺炎链球菌、脑膜炎奈瑟菌或 Hib。在美国,没有应用 Hib 疫苗之前,约 70% <5 岁儿童的化脓性脑膜炎是由 Hib 引起。1986 年在美国,化脓性脑膜炎的平均发病年龄为 15 个月。另外,在一些有解剖结构缺陷或免疫功能缺陷的人群,少见病原引起脑膜炎的病例增加,如铜绿假单胞菌、金黄色葡萄球菌、凝固酶阴

性葡萄球菌、沙门菌属和李斯特菌等。

细菌性脑膜炎的重要危险因素:其一为年幼儿对感染的病原缺乏免疫力;其二为近期有致病细菌的携带。有密切接触史、居住拥挤、贫穷、小婴儿缺乏母乳喂养都是诱发因素。传播方式是经接触呼吸道分泌物和飞沫传播,脾功能不全如镰状细胞贫血、无脾的患者易患肺炎链球菌脑膜炎,有时也易患 Hib 脑膜炎。

1.肺炎链球菌

肺炎链球菌脑膜炎的发病率为 1/10 万～3/10 万,一生都可以感染此菌,2 岁以下婴幼儿和老年人的发病率最高。其危险性同感染的肺炎链球菌血清型有关,血清型分布在不同国家和地区也不相同。

2.流感嗜血杆菌

流感嗜血杆菌是广泛寄居在正常人上呼吸道的微生物,在健康儿童中,30%～80%都带有 Hib,绝大多数是无荚膜不定型,无致病性的,仅少数为有荚膜菌株,而侵袭性疾病大多数为 Hib 菌株引起。其中 Hib 带菌的高峰年龄主要在 6 个月～2 岁半,然后很快下降,4 岁后很少带菌。Hib 的传播方式主要由呼吸道经空气、飞沫或经手传染,主要感染 5 岁以下的儿童,引起多器官、组织的侵袭性感染,其中占第一位而且危害最大的是脑膜炎。在美国未用此疫苗前,5 岁以下儿童 Hib 脑膜炎发病率 60 例/10 万,病死率为 5%～10%,而由于中枢神经损伤所造成的后遗症发生率为 30%～50%。近年来人们发现,由于耐药菌株的出现,尽管使用了有效的抗生素,仍有 5% 的患者死亡,30% 的患者有中枢神经系统后遗症。

3.脑膜炎奈瑟菌

脑膜炎奈瑟菌性脑膜炎至今仍是全球性疾病,世界各地都有发病。高发地区是非洲、亚洲和南美洲,这些地区平均发病率为 10/10 万,在流行年代可能增加到 500/10 万。在非洲脑脊髓膜炎的流行,A 群脑膜炎奈瑟菌仍是最常见的病原菌。此外,在巴西、马里、尼日利亚等地,C 群脑膜炎奈瑟菌引起过大暴发。在智利、古巴、挪威等地,B 群脑膜炎奈瑟菌也和一些暴发有联系,而且由这种血清群引起的病例最近几年在北美已明显增多了。据世界卫生组织报告近 10 年来各大洲发病率波动在 10/10 万～30/10 万,美洲的发病率波动在 2/10 万～5/10 万,欧洲、北美、大洋洲发病率较低,平均约 1/10 万,亚洲除我国外发病率也在 1/10 万～2/10 万。

(二)发病机制

细菌抵达脑膜可通过多种途径,如外伤或手术直接接种、淋巴或血流播散等。通常脑膜炎是由菌血症发展而来。细菌多由上呼吸道侵入，先在鼻咽部隐匿、繁殖，继而进入血流，直接抵达营养中枢神经系统的血管，或在该处形成局部血栓，并释放出细菌栓子到血液循环中。由于小儿防御、免疫功能均较成人弱，病原菌容易通过血-脑屏障到达脑膜引起化脓性脑膜炎。婴幼儿的皮肤、黏膜、肠胃道以及新生儿的脐部也常是感染侵入门户。鼻旁窦炎、中耳炎、乳突炎既可作为病灶窝藏细菌，也可因病变扩展直接波及脑膜。颅骨外伤、骨折的并发症，特别是那些涉及鼻旁窦的骨折，更可形成颅内与外界的直接通道，成为细菌侵入的门户。先天性免疫球蛋白缺陷，细胞免疫缺陷或联合免疫缺陷，均影响婴儿预防感染的能力，容易发生严重感染乃至脑膜炎。具有大量荚膜的细菌在血流中生存力加强，在缺乏免疫力的年幼儿中，血清低浓度的抗荚膜 IgM 与 IgG 抗体、血清备解素、血清补体成分如 C19，C3 和 C5 也缺乏或减少都影响对细菌有效的调理吞噬作用，使其容易发生脑膜炎。细菌通过血-脑屏障进入脑脊液循环，因为脑脊液中的补体、抗体浓度明显低于血循环，细菌可迅速繁殖，而化学趋化因子、肿瘤坏死因子、白细胞介素-1、前列腺素 E 和其他细胞因子或炎性介质的局部产生引起了局部炎症，细菌的细胞壁成分也可引起强烈的炎症反应。继而，炎症造成白细胞浸润、血管通透性增加、血管梗死，破坏了血-脑屏障。在脑脊液中已无菌生长时，细胞因子引起的炎症还在继续，这也就造成了慢性炎症后遗症。

二、临床表现

(一)症状及体征

各种细菌所致化脓性脑膜炎的临床表现大致相仿，可归纳为感染、颅内压增高及脑膜刺激症状。其临床表现在很大程度上取决于患儿的年龄，年长儿与成人的临床表现相似，婴幼儿症状一般较隐匿或不典型。

化脓性脑膜炎一般发病急，有高热、头痛、呕吐、食欲缺乏及精神萎靡等症状。起病时神志一般清醒，病情进展可发生嗜睡、谵妄、惊厥和昏迷。严重者在24 小时内即出现惊厥、昏迷。体检可见意识障碍、昏迷、颈强直、克氏征与布氏征阳性。如未及时治疗，颈强直加重、头后仰、背肌僵硬甚至角弓反张。

婴幼儿期化脓性脑膜炎起病急缓不一。由于前囟尚未闭合，骨缝可以裂开，而使颅内压增高及脑膜刺激症状出现较晚，临床表现不典型。常先以易激惹、烦躁不安、面色苍白、食欲减低开始，然后出现发热及呼吸系统或消化系统症状，如呕吐、腹泻、轻微咳嗽，继之嗜睡、头向后仰、感觉过敏、哭声尖锐、眼神发呆、双目凝视，有时用手打头、摇头。往往在发生惊厥后才引起家长注意和就诊。前囟饱满、布氏征阳性是重要体征,有时皮肤划痕试验阳性。

新生儿特别是未成熟儿的临床表现明显不同。起病隐匿,常缺乏典型症状和体征。由于宫内感染引起的,可表现为出生时即呈不可逆性休克或呼吸暂停,很快死亡。较常见的情况是出生时婴儿正常,数天后出现肌张力低下、少动、哭声微弱、吸吮力差、拒食、呕吐、黄疸、发绀、呼吸不规则等非特异性症状。发热或有或无,甚至体温不升。体格检查仅见前囟张力增高,而少有其他脑膜刺激征。前囟隆起亦出现较晚,极易误诊。唯有腰穿检查脑脊液才能确诊。有些患儿直到尸检时才发现其为化脓性脑膜炎。

(二)并发症和后遗症

1.硬膜下积液

婴儿肺炎球菌和流感杆菌脑膜炎时多见。表现为:经治疗病情好转而体温持续不退,或体温下降后再升高;前囟持续隆起或第二次隆起,颅透照试验光圈持续超过 2 cm 或进行性增大;症状好转,又重复出现惊厥等症状。此时应作硬膜下穿刺,如穿刺得黄色或带血微浊液体在 1 mL 以上,可以确诊。涂片可找到细菌。

2.脑室管膜炎

具备以下两项者,应疑并发脑室膜炎:①病情危重,频繁惊厥,呼吸衰竭。②经合理治疗 1 周,化脓性脑膜炎症状持续加重。③脑超声或 CT 示脑室明显扩大。④中枢神经系统畸形或化脓性脑膜炎复发。

如脑室穿刺液白细胞数≥50 个/mm³,糖<30 mg/dL 或蛋白定量>40 mg/dL 即可确诊。脑室穿刺液细菌培养或涂片结果与腰穿结果一致也可确诊。

3.脑积水

梗阻性脑积水。

4.脑性低钠血症

并发抗利尿激素分泌过多,又因呕吐、进食差等致使血钠降低或发生水中毒。主要表现为意识障碍加重,惊厥。血化验可证实低钠血症。

5.其他

继发癫痫,智力低下,视、听、运动功能障碍等。

三、实验室及辅助检查

(一)血常规

白细胞总数及中性粒细胞比例明显增加。贫血常见于流感嗜血杆菌脑膜炎。

(二)血培养

早期、未用抗生素治疗者可得阳性结果,能帮助确定病原菌。

(三)咽培养

对分离出致病菌有参考价值。

(四)瘀点涂片

流行性脑膜炎患儿皮肤瘀点涂片查见细菌阳性率在50%以上。

(五)脑脊液常规、涂片、培养

脑脊液检查可见典型化脓性改变。其外观混浊或稀米汤样,压力增高(当脓液黏稠、流出困难时,无法测量压力)。显微镜下检查白细胞计数甚多,每立方毫米自数百至数万,每升可达数亿个,其中以多核白细胞为主。糖定量试验,含量常在150 mg/L以下。糖定量不但可协助鉴别细菌或病毒感染,还能反映治疗效果。蛋白定性试验多为强阳性,定量试验明显增高。将脑脊液离心沉淀,作涂片染色,常能查见病原菌,可作为早期选用抗生素治疗的依据。涂片检查用革兰氏染色,必要时加用亚甲蓝(美兰)染色协助观察细菌形态。

(六)特异性细菌抗原测定

利用免疫学技术检查患儿脑脊液、血、尿中细菌抗原为快速确定病原菌的特异方法,特别是脑脊液抗原检测最重要,血、尿抗原阳性亦有参考价值。国外在10余年前即已广泛开展此项工作,由于缺乏优质抗血清,我国尚未普遍使用。常用的方法有以下几种。

1.对流免疫电泳(CIE)

此法以已知抗体(特定的抗血清)检测脑脊液中的抗原如可溶性荚膜多糖,特异性高,1小时内即能获得结果,常用作流行性脑膜炎快速诊断,也用以检查嗜血流感杆菌、肺炎链球菌等,阳性率可达80%。北京儿童医院128例化脓性脑膜炎抗原检测阳性率为86.7%。

2.乳胶凝集试验(LA)

用已知抗体检测未知抗原(或用已知抗原检测抗体)。对脑膜炎奈瑟菌与流感杆菌检测结果与用CIE方法所测结果相似。但对肺炎链球菌敏感性较差。此法较CIE敏感,但有假阳性可能。所用标本量较CIE多,试剂盒亦较昂贵。

3.免疫荧光试验

用荧光素标记已知抗体,再加入待检抗原(如脑脊液、血液标本),然后用荧光显微镜观察抗原抗体反应。此法特异性高、敏感性强,可快速作出诊断,但需一定设备。

4.酶联免疫吸附试验(ELISA)

用酶标记已知抗体(或抗原)测定相应抗原(或抗体)。

四、主要护理诊断

(一)体温过高

与细菌感染有关。

(二)合作性问题

颅内高压征。

(三)营养失调:低于机体需要量

与摄入不足、机体消耗增多有关。

(四)有受伤的危险

与抽搐或意识障碍有关。

(五)恐惧或焦虑(家长的)

与疾病重、预后不良有关。

五、护理措施

(一)高热的护理

1.休息

保持病室安静、空气新鲜,绝对卧床休息。

2.病情观察

每4小时测体温1次,并观察热型及伴随症状。体温超过38 ℃时,及时给予物理降温;如超过39 ℃,按医嘱及时给予药物降温,以减少大脑氧的消耗,防止高热惊厥。记录降温效果。

3.其他护理

鼓励患儿多饮水,必要时静脉补液。出汗后及时更衣,注意保暖。

(二)饮食护理

保证足够热量摄入,按患儿热量需要制订饮食计划,给予高热量、清淡、易消化的流质或半流质饮食。少量多餐,预防呕吐发生。注意食物的调配,增加患儿食欲。频繁呕吐不能进食者,应注意观察呕吐情况并静脉输液,维持水、电解质平衡。偶有吞咽障碍者,应及早鼻饲,以防窒息。监测患儿每天热量摄入量,及时给予适当调整。

(三)体位

给予舒适的卧位,颅内高压者抬高头部 15°～30°,保持中位线,避免扭曲颈部。有脑疝发生时,应选择平卧位。呕吐时须将头侧向一边,防止窒息。

(四)加强基础护理

做好口腔护理,呕吐后帮助患儿漱口,保持口腔清洁,及时清除呕吐物,减少不良刺激。做好皮肤护理,及时清除大小便,保持臀部干燥,必要时使用气垫等抗压力器材,预防压疮的发生。

(五)安全护理

注意患儿安全,躁动不安或惊厥时防坠床及舌咬伤。

(六)生活护理

协助患儿进行洗漱、进食、大小便及个人卫生等生活护理。

(七)病情观察

(1)监测生命体征,密切观察病情,注意精神状态、意识、瞳孔、前囟等变化。若患儿出现意识障碍、前囟紧张、躁动不安、频繁呕吐、四肢肌张力增高等,提示有脑水肿、颅内压升高的可能。若呼吸节律不规则、瞳孔忽大忽小或两侧不等大、对光反应迟钝、血压升高,应注意脑疝及呼吸衰竭的存在。

(2)并发症的观察:如患儿在治疗中发热不退或退而复升、前囟饱满、颅缝裂开、呕吐不止、频繁惊厥,应考虑有并发症存在。可做颅骨透照法、头颅超声检查、头颅 CT 扫描检查等,以便早确诊,及时处理。

(八)用药护理

了解各种药物的使用要求及不良反应。如静脉用药的配伍禁忌;青霉素应现配现用,防止破坏药性,影响疗效;注意观察氯霉素的骨髓抑制作用,定期做血液检查;甘露醇须快速输注,避免药物渗出血管外,如有渗出须及时处理,可用50%硫酸镁湿敷;除甘露醇外,其他液体静脉输注速度不宜太快,以免加重脑水肿;保护好静脉,有计划地选择静脉,保证输液通畅;记录 24 小时液体出入量。

(九)心理护理

对患儿及家长给予安慰、关心和爱护,使其接受疾病的事实,树立战胜疾病的信心。根据患儿及家长的接受程度,介绍病情、治疗、护理的目的与方法,以取得患儿及家长的信任,使其主动配合。

(十)健康教育

(1)根据患儿和家长的接受程度介绍病情和治疗、护理方法,使其主动配合,并鼓励患儿和家长共同参与制订护理计划。关心家长,爱护患儿,鼓励其战胜疾病,以取得患儿和家长的信任。

(2)在治疗过程中提供相应的护理知识,如吞咽不良、使用鼻饲者,注意鼻饲后的正确卧位,鼻饲后避免立即翻身和剧烈运动;小婴儿要耐心喂养,给予喂养知识及饮食指导;向患儿及家长解释腰穿后须去枕平卧、禁食2小时的意义,以取得患儿和家长的合作;注意保暖,预防感冒;减少陪护,预防交叉感染,以期尽早康复。

(3)对有并发症患儿,应向患儿和家长解释原因,并在处理过程中对需要患儿和家长配合的操作进行说明,取得患儿和家长的配合。

(十一)出院指导

(1)饮食应根据患儿不同年龄给予饮食指导,给予高热量、富含维生素、易消化饮食,并注意饮食的调配,增进食欲。

(2)注意劳逸结合,根据天气变化及时增减衣服,预防感冒。搞好环境卫生,室内经常开窗通风,充分利用日光。注意个人卫生。小儿尽量少去拥挤的公共场所。流行性脑膜炎流行期间避免大型集会,减少人员流动,外出戴口罩,不去疫区。

(3)有后遗症者,应给予相应的功能训练和康复指导。肢体瘫痪者应每天做各关节的被动活动,鼓励患儿主动运动,加强锻炼。恢复期宜做按摩、理疗、体疗、运动功能锻炼等康复治疗。有失语者宜进行语言训练。有癫痫者应指导患儿按时有规律的服药,注意安全,避免过度劳累和情绪激动,定期复查。

第二节　小儿先天性心脏病

先天性心脏病指出生时就存在的血管结构或功能的异常,是由于胎儿在母体内心血管系统发育异常或发育障碍,以及出生后应当退化的组织未能退化造成的心血管畸形,是婴幼儿中最为常见的先天缺陷之一,其种类繁多。

一、病因

先天性心脏病的致病因素中有 3% 是单基因突变;5% 为染色体畸变;90% 属于多基因遗传病,是由遗传因素和环境因素相互作用的结果。

(一)遗传因素

患先天性心脏病的母亲和父亲其子女的先天性心脏病患病率分别为 3%~16% 和 1%~3%,远高于普通人群的患病率;染色体异常的疾病中如 21 三体综合征、18 三体综合征、13 三体综合征等患者 40% 以上合并室、房间隔缺损或动脉导管未闭;染色体短臂缺失的猫叫综合征和性染色体异常的 Turner 综合征分别有 20% 和 35% 伴先天性心脏病。单基因突变中常染色体显性遗传病的 Holt-Oram综合征、Noonan 综合征、Leopard 综合征伴有先天性心脏病者占 50% 以上的比例;在肺动脉狭窄、法洛四联症等多种畸形中 80% 存在第 22 对染色体长臂 11 带区缺失。Marfan 综合征与 $FBN1$ 基因有关;主动脉瓣上狭窄可能与 $Elastin$ 基因突变有关。

(二)感染

母亲孕早期患感冒或风疹病毒感染危险性最大,其他病毒如巨细胞病毒、柯萨奇病毒、疱疹病毒、流行性感冒、腮腺炎等也可致病。

(三)药物

有报道在妊娠早期使用阿司匹林、四环素类药物、避孕药致畸危险性最高;其他药物,尤其是苯妥英、三甲双酮、黄体酮、华法林和苯丙胺等也可致心血管畸形。

(四)高原环境

高原地区氧分压低,出生婴儿患动脉导管未闭和房间隔缺损者较多。

(五)其他因素

大剂量放射线接触、35 岁以上高龄、母亲患代谢性疾病(糖尿病、高钙血症)、营养不良、引起宫内缺氧的慢性疾病等都可能致病。

因此,妊娠早期积极预防病毒感染性疾病,避免与发病因素有关的一些高危因素,对预防先天性心脏病的发生具有重要意义。

二、分类

先天性心脏病的种类很多,临床上主要根据血流动力学变化分为三型。

(一)左向右分流型(潜伏发绀型)

正常情况下由于体循环压力大于肺循环,在左、右心之间或主、肺动脉间有异常通道时血流方向从左向右分流,临床上不出现发绀,当剧烈哭闹、屏气、心力衰竭等情况使肺动脉或右心室压力大于左心压力时,则可使血液自右向左分流而出现发绀,如室间隔缺损、房间隔缺损和动脉导管未闭等。

1.房间隔缺损

房间隔缺损是先天性心脏病中常见的类型之一,其发病率占小儿先天性心脏病的第二位,占总数的20%～30%。房间隔缺损根据解剖部位的不同可分为以下类型。①卵圆孔未闭:见于20%～25%的正常儿。②中央型缺损:又称卵圆窝处缺损型,临床最常见,缺损位于房间隔中部的卵圆窝,可为单个,亦可为多孔。③静脉窦型:缺口位于上腔静脉入口处,为上腔型,常伴有肺静脉异位引流。缺口位置较低,下缘缺如,位于下腔静脉入口处称为下腔型。④冠状静脉窦型:房间隔本身完整,只是冠状静脉窦与左心房之间无间隔,所以左心房血可由冠状静脉窦与右房相通。⑤原发孔缺损:由于原发房间隔过早停止生长,不与心内膜垫融合而遗留的裂孔。若伴有二尖瓣裂缺又称不完全房室通道;如不与心内膜融合导致房间隔下部与室间隔上部均缺损伴二尖瓣前瓣及三尖瓣隔瓣不同程度裂缺,称为房室共同通道;房间隔完全缺损者称单心房。房间隔缺损常伴有二尖瓣脱垂,有人认为此系右室扩大使房间隔向左侧偏移,导致二尖瓣宽松,脱垂,也有报道认为是由于二尖瓣叶、腱索、纤维环和第二房间隔在胎儿发育期是同期进行的。

2.室间隔缺损

室间隔缺损是先天性心脏病中最常见的类型,在我国占全数的25%～40%。出生新生儿的患病率在0.15%～0.35%。根据缺损的位置不同,可分为3种类型。①漏斗部型:位于室上嵴上方,肺动脉瓣或主动脉瓣下方,包括嵴内型与干下型。少数病例合并主、肺动脉瓣关闭不全。②膜周部型:此型最多见,占60%～70%,位于漏斗部间隔下方,希氏束邻近缺损的后下方,右束支邻近缺损下缘。③肌部缺损型:为肌小梁缺损,可为单发孔或多发孔,由于收缩期室间隔心肌的收缩使缺损变小,所以左向右分流量小。此型缺损临床少见。根据缺损大小不同又可分为3型:小型缺损,缺损直径<0.5 cm,常见于肌部又称罗杰病;中型缺损,缺损直径为0.5～1 cm;大型缺损,缺损直径>1 cm。室间隔缺损的合并畸形大体可分为4类:主动脉阻塞性畸形,最多见主动脉缩窄;房间隔缺损或动脉导管未闭;心内阻塞性畸形,如主动脉瓣下狭窄,二尖瓣狭窄;瓣膜关闭不全,以主动脉瓣关闭不全较常见。

3.动脉导管未闭

动脉导管未闭是先天性心脏病常见类型之一,占先天性心脏病发病总数的15%～20%,女性患者多于男性,比例为2:1～3:1。动脉导管是由胚胎第6对动脉弓的左侧演变而来,为降主动脉的下段与左肺动脉之间的一根导管,它是胎儿血液循环中不可缺少的部分。出生后随着呼吸的开始,动脉血氧含量急剧升高,肺动脉压及肺阻力迅速下降,激肽类的释放等因素,强烈地刺激动脉导管平滑肌收缩,一般于10～15小时内形成功能上的关闭,80%的婴儿在出生后3个月发生解剖性的关闭,95%的婴儿出生后1年内形成解剖上的关闭。未成熟儿可有关闭延迟,但若持续开放并产生病理生理改变,称动脉导管未闭。

未闭的动脉导管根据它的大小、长短、形态的不同分为3型。①管型:导管长度多在1 cm左右,直径粗细不等,但其两端直径相等;②漏斗型:近主动脉端大,向肺动脉端逐渐变窄,长度与管型相似;③窗型:肺动脉与主动脉紧贴,两者之间为一孔道,直径大。

动脉导管未闭多数以单纯型的形式出现。5%～10%的患者合并有其他心血管畸形,如室间隔缺损、房间隔缺损、主动脉缩窄、肺动脉狭窄、主动脉狭窄以及二尖瓣关闭不全。

4.房室间隔缺损

房室间隔缺损,曾称为心内膜垫缺损,是一种复杂而严重的先天性心脏畸形。患儿在胚胎期由于心内膜垫的发育障碍,使参与其形成的二尖瓣前侧瓣、三尖瓣隔瓣、房间隔下部和室间隔膜部等产生一系列畸形,还可使房室传导系统异常。其发病率在各类先天性心脏病中占2%～7%。根据解剖部位不同分为以下两大类。

(1)部分性房室间隔缺损:①第1孔型房间隔缺损:胚胎期心内膜垫发育不全,未能与第1隔完全融合,在出生后第1孔持续未闭。缺损呈半月形,下缘为房室瓣瓣环,上缘为第1隔下缘,冠窦开口位于缺损的后上方,二尖瓣和三尖瓣瓣叶无异常,心室间隔完整。此型甚为少见。②它除有第1孔型房间隔缺损外,常伴有二尖瓣瓣叶中央部位缺裂。裂口长度不一,可从瓣叶游离缘小的缺裂到整个瓣叶全长分裂。裂口边缘瓣叶组织卷缩,并有腱索附着。多数患者三尖瓣瓣叶无缺裂,瓣叶基部附着于心室间隔,两侧心室腔间无通道。少数患者有三尖瓣隔瓣裂。此型缺损在房室管畸形中最为常见。

(2)完全性房室间隔缺损:其解剖特点必须有3个条件:①原发孔房间隔缺

损;②膜部的室间隔缺损;③共同房室瓣。共同房室瓣一般由左、右2个前瓣,左、右2个侧瓣和1个后瓣组成。

房室间隔缺损尚可并发继发孔房间隔缺损、法洛四联症、肺动脉口狭窄右室双出口、大动脉转位、无脾或多脾综合征等其他先天性心脏血管畸形。

(二)右向左分流型(发绀型)

某些原因(如右心室流出道狭窄等)致使右心压力增高超过左心压力,使未经肺循环氧合的静脉血从右心或肺动脉直接进入左心或主动脉引起发绀;或因大血管起源异常,使大量静脉血流入体循环导致持续性发绀。右向左分流型按其肺部血量的多少,可分为缺血型(如法洛四联症和三尖瓣闭锁等)和充血型(如大动脉转位永存动脉干等)。

1.法洛四联症

法洛四联症是存活婴儿中发病率最高的发绀型心脏病,占先天性心脏病的10%~15%,由4种畸形组成。①肺动脉狭窄:本病最主要病变是肺动脉狭窄,狭窄可以发生在右心室泵血进入肺动脉的任何部位,根据其发生率依次为漏斗部、瓣膜部、瓣环、肺动脉干及其分支。以漏斗部肌性狭窄最多见,几乎全部病例都有。合并有肺动脉瓣狭窄的约40%,约3.5%合并肺动脉闭锁。有1%~3%的患者出现一侧肺动脉缺如,最常见的是左肺动脉缺如。3%~5%的患者伴有肺动脉瓣缺如。②室间隔缺损:可大可小,典型者缺损较大,多为高位膜部缺损,位置在室间隔膜部上方,紧靠主动脉瓣之下,室上嵴之后。③主动脉骑跨:主动脉骑跨于左、右心室之上,随着主动脉发育,右跨现象可逐渐加重,但主动脉瓣与二尖瓣前叶的连续性维持不变。25%的患儿有右位主动脉弓。④右心室肥厚:为肺动脉狭窄后右心室负荷增加导致。

本病合并有卵圆孔未闭或房间隔缺损时称为法洛五联症,其临床表现与法洛四联症相仿。本病还可合并右位心、永存左上腔静脉、动脉导管未闭、冠状动脉左前降支起源于右冠状动脉、部分型肺静脉畸形连接、房室共道永存、主动脉瓣关闭不全等。

2.三尖瓣闭锁

三尖瓣闭锁是一种少见的发绀型先天性心脏病,发病率占先天性心脏病的1%~3%。1岁后的发绀型先天性心脏病中,该病发病率仅次于法洛四联症。

主要病理改变是三尖瓣闭锁或三尖瓣口缺失,使右心房和右心室之间无直接交通,同时存在卵圆孔未闭或房间隔缺损,二尖瓣和左心室肥大,右心室发育不良。

3.大动脉转位

大动脉转位是发绀型先天性心脏病中较常见的一种复杂畸形,发病率为先天性心脏病的 10%左右,分为完全性大动脉转位和矫正性大动脉转位,二者在新生儿先天性畸形中占 0.02%～0.03%。

(1)完全型大动脉转位:主要特征是主动脉和肺动脉两大动脉的位置互换,而上下腔静脉、肺静脉及心室位置正常,导致体静脉血液进入体循环,肺静脉血液进入肺循环,如 2 个循环之间无畸形交通造成分流,则婴儿出生后不能生存。

(2)矫正性大动脉转位:主要特征是心房正位而心室与大动脉连接不一致,心室与心房连接也不协调;右心房连接到形态左心室,而左心房连接到形态右心室,两大动脉互换位置,形成串联血流,如无左、右循环通道者,仍为生理循环,可无临床症状,但多数患者合并室间隔缺损而出现症状。

4.艾森门格综合征

狭义的艾森门格综合征是一种复合的先天性心脏血管畸形,它包括室间隔缺损、主动脉右位、右心室肥厚。肺动脉可正常也可扩大。其与法洛四联症的不同之处仅在于无肺动脉口狭窄。广义的艾森门格综合征是指室间隔缺损、动脉导管未闭、房间隔缺损、主肺动脉隔缺损等左向右分流型先天性心脏病伴有显著肺动脉高压而产生双向分流或右至左分流出现持续性发绀者。因此,本综合征可以称为肺动脉高压性右至左分流综合征。

(三)无分流型(无发绀型)

心脏的左右两侧和动、静脉之间无异常通道或分流,故无发绀现象,只有在心力衰竭时才可出现发绀。它又可分为梗阻型如肺动脉狭窄和主动脉缩窄等,反流型如肺动脉瓣、二尖瓣关闭不全等以及其他少见类型如右位心、主动脉弓畸形等。

1.肺动脉口狭窄

先天性肺动脉口狭窄是右室流出道梗阻的先天性心脏病,它包括肺动脉瓣狭窄、肺动脉漏斗部狭窄和肺动脉总干及分支部位狭窄,它可单独存在或作为其他心脏畸形的组成部分如法洛四联症等。其发病率占先天性心脏病的 10%左右,肺动脉口狭窄以肺动脉瓣狭窄最为常见,约占 90%,其次为漏斗部狭窄,肺动脉干及其分支狭窄则很少见。发病性别上男女比例相仿。

2.主动脉缩窄

主动脉缩窄是较常见的先天性心血管畸形之一,发病率占先天性心脏病的 5%～8%。我国发病率似较西方低,但香港葛量洪医院的调查认为中国小儿的主动脉缩窄发病率并不比西方低。此病男性多发,男女比例为 4∶1～5∶1。

三、临床表现

(一)房间隔缺损

1.症状

小型缺损,分流量少者,在小儿时期可无任何临床症状,常在体检时才被发现,少数患者活至 60～70 岁仍无感觉。一般来说,到了青年期后,大多在 20～40 岁之间开始出现轻重不等的症状,常见的有劳力性呼吸困难、活动后易于疲劳、反复发作性呼吸道感染等。岁数较大的患者病情恶化的常见原因是:①退行性疾病,如冠心病、高血压导致的左室顺应性降低,致使心房水平左向右分流增加,右心室负荷进一步加重;②各种房性快速性心律失常,如心房颤动、心房扑动、阵发性房性心动过速等;③继发性肺动脉高压,增加了右心室的阻力负荷。大型房间隔缺损时,由于分流量大,使体循环缺血,临床表现为生长发育落后,面色苍白,指(趾)细长,易感疲乏。因肺循环血流增多使肺充血,故易反复患呼吸道感染或肺炎,活动时易气促,严重者早期发生心功能不全。在哭闹及心力衰竭时右心房压力超过左心房,可出现发绀。

2.体征

典型的体征有:①心前区饱满,心尖冲动弥散,心前区呈抬举性搏动,心浊音界扩大。②胸骨左缘第 2、3 肋间可闻及 2/6～3/6 级收缩期喷射样杂音,性质柔和,传导范围不广,多数不伴震颤,此杂音是因右心室排血量增多,引起右心室流出道相对性狭窄所致。③肺动脉瓣区第二心音亢进和固定分裂(分裂不受呼吸的影响),是由于右心室扩张,收缩时喷射血流时间延长,肺动脉瓣关闭落后于主动脉瓣所致。④分流量大者,通过三尖瓣血流量增多,胸骨左缘下方闻及舒张中期隆隆样杂音,提示三尖瓣相对狭窄。⑤肺动脉扩张明显或有肺动脉高压者,可在肺动脉瓣区听到收缩早期喀喇音;肺动脉瓣区第二心音亢进,分裂变窄或消失,在三尖瓣区出现全收缩期反流性杂音。晚期病例发生右心衰竭时,则有颈静脉怒张、肝大和坠积性水肿等体征。

(二)室间隔缺损

1.症状

小型缺损可无明显症状,生长发育亦不受影响,仅在体检时发现胸骨左缘第 3、4 肋间有响亮粗糙的全收缩期杂音。中、大型缺损者,分流量超过体循环 2 倍以上时,则体循环供血不足,表现为生长发育落后、消瘦、乏力、多汗、面色苍白,活动后心慌、气急。由于肺循环充血,易患肺部感染、充血性心力衰竭和肺水肿。当肺动脉扩张压迫喉返神经时可引起声音嘶哑。

2.体征

心前区隆起,心尖冲动弥散并向左下移位,心界扩大。胸骨左缘第3～4肋间可闻及3/6级以上的全收缩期响亮而粗糙的杂音,向四周传导,在杂音最响部位可触及收缩期震颤。也可因二尖瓣相对狭窄而于心尖区听到舒张中期低调的隆隆样杂音。肺动脉瓣第二心音亢进。干下型室间隔缺损合并有主动脉瓣关闭不全时于第二主动脉瓣区听到高音调舒张期杂音。出现明显肺动脉高压时,由于肺动脉扩张,瓣环增大,引起肺动脉瓣关闭不全产生舒张期吹风样杂音,肺动脉瓣第二心音亢进伴有轻度分裂;并发梗阻性肺动脉高压者,由于左、右两心室的压差变小,左向右分流减少,原有杂音可减轻或消失,肺动脉瓣关闭音明显亢进。

(三)动脉导管未闭

1.症状

分流量小者可无症状,仅在体检时发现心脏连续性杂音。分流量大者婴儿期可有体循环供血不足的表现,如贫血、喂养困难、气促等;还易患呼吸道感染,出现心力衰竭、发绀、呼吸困难等。偶因扩张的肺动脉压迫喉返神经而引起声音嘶哑。

2.体征

表现为:①心前区隆起,心尖冲动增强;②胸骨左缘第2肋间可闻及连续性机器样杂音,以收缩期更为响亮并向颈及背部传导;当出现肺动脉高压或心力衰竭、哭闹时可仅听到收缩期杂音;③心尖部有时可闻及舒张中期隆隆样杂音,是二尖瓣相对狭窄所致;④周围血管征阳性:脉压＞40 mmHg、水冲脉、毛细血管搏动、股动脉枪击音;⑤下半身发绀和杵状指:有显著肺动脉高压时出现。

(四)房室间隔缺损

1.症状

部分型房室间隔缺损患者的症状通常开始于儿童期。病变越复杂,症状出现越早,心力衰竭越易发生。特别是存在室间隔缺损或合并有严重二尖瓣、三尖瓣关闭不全时更是如此。单纯第1孔型房间隔缺损的临床表现与一般房间隔缺损相似,大多数患者在早年可不出现临床症状,长大后由于肺高压引致肺血管阻塞性病变即可出现劳累后心悸、气急,运动耐量降低,呼吸道感染和右心衰竭等症状。完全型房室间隔缺损的患者,大多数患儿在婴儿期出现症状,表现为喂养困难,生长发育落后,反复呼吸道感染。多在出生后1年甚或1个月内即可呈现肺动脉高压、心力衰竭的症状,并进行性加重。呼吸快速,外周循环灌注不良,心脏增大并可出现发绀,这类患者常于婴儿期死亡,个别可活至儿童期。30%~40%的患者伴有先天愚型。

2.体征

多数患儿生长发育迟缓。前胸廓饱满隆起,心尖冲动弥散而且活跃,心浊音区扩大。单纯第1型房间隔缺损的心脏杂音与继发孔型房间隔缺损的杂音加上二尖瓣关闭不全的杂音相似。完全型房室间隔缺损的病例,心尖区第一心音减弱,呈单心音,肺动脉瓣第二心音亢进并有固定分裂,由于二尖瓣关闭不全,心前区可听到房室瓣反流性粗糙的全收缩期杂音,心尖区最为响亮,向胸骨方向传导而不像风湿性心脏病向腋下传导,并可扪到震颤。如有两室间交通,在胸骨左缘下部有室间隔缺损的收缩期杂音。由于舒张期时大量血流灌注室腔,在心尖区和胸骨左下缘尚可能闻及舒张中期滚筒样杂音。部分型房室间隔缺损的患者,有原发孔缺损者,其听诊与继发孔缺损的杂音加上二尖瓣关闭不全的杂音相似。如果房间隔缺损小,那么听诊发现其杂音类似于单纯性二尖瓣关闭不全。有心力衰竭的病例则出现肝大,有时出现发绀。

(五)法洛四联症

1.症状

(1)发绀:常表现在毛细血管丰富的部位,如唇、指(趾)甲床、球结膜等部位,发绀随肺动脉狭窄程度而变化。多数患者出生时发绀常不明显,多在3~6个月动脉导管关闭后逐渐明显,且随年龄增长而加重;但肺动脉闭锁或有严重肺动脉狭窄的患儿出生后几天内即可有明显发绀,可进行性加重。

(2)呼吸困难:哭吵、吃奶及活动时明显并伴有气急和发绀加重。

(3)蹲踞现象:因血氧含量下降,活动耐力差,患儿多在行走、活动中自行下蹲片刻,蹲踞使发绀和呼吸困难减轻,并可防止缺氧发作。机制是蹲踞时下肢屈曲,静脉回心血量减少,心脏负荷减轻;同时下肢受压,体循环阻力增加,导致升主动脉内压上升,随之左心室内压也上升,右向左分流减少,肺血流量增加,缺氧得以缓解。

(4)缺氧发作:在哭吵、用力时突发,发作开始时呈中度呼吸困难,进而呼吸加快,发绀加重,随之意识丧失,晕厥,出现癫痫样抽搐,偏瘫甚至死亡,在出生后前半年内发作概率最高,2岁后显著减少,发作机制尚未完全清楚,目前认为是由于右心室圆锥部肌肉痉挛,致使其狭窄加重,肺血流量突然减少,脑缺氧加重所致。

(5)咯血:年龄较大,发绀较重的患者,支气管侧支循环丰富,可因其破裂而致大出血。

(6)脑血栓形成或脑栓塞:由于血液黏度增加,易发生脑血栓形成和脑栓塞,在机体脱水的情况下更易诱发。

2.体征

(1)生长发育缓慢:多数患儿体格发育落后,智力发育亦可落后。

(2)发绀及杵状指:发绀以面、唇、指(趾)甲明显,发绀持续6个月以上,可出现杵状指(趾)。由于毛细血管扩张,可见眼结膜充血。

(3)心脏体征:心前区隆起,心脏搏动增强,心界不大;听诊特点是肺动脉区第二心音明显减弱,甚至消失,这是由于肺部血流减少;胸骨左缘第2～4肋间可闻及收缩期喷射性杂音,部分伴有收缩期震颤,主要是肺动脉狭窄所致,杂音高低与狭窄严重程度有关,狭窄越重,杂音越低、越短。活动后明显减弱或消失的杂音,多示单纯性漏斗部狭窄。肺动脉极度狭窄或闭锁者,杂音很轻或无杂音。若杂音在胸骨右缘最响,提示左侧肺动脉缺如;如合并动脉导管未闭或存在丰富的侧支循环,还可听到连续性杂音。

(六)三尖瓣闭锁

1.症状

房间隔通道小且肺血流量小的病例,大多数从新生儿期起即可呈现发绀,活动后气急,并可有缺氧发作。肺血流量增多的病例,发绀程度减轻,但常有气急、乏力,易发生肺部感染和充血性心力衰竭。

2.体征

主要表现是中央性发绀和杵状指(趾)。心脏听诊:胸骨左缘可听到肺动脉瓣狭窄或室间隔缺损产生的收缩期喷射样杂音,合并有动脉导管未闭者可听到连续性机器样杂音。肺血流量增多者可听到舒张中期滚筒样杂音。此外还可能有肝大、水肿、颈静脉怒张和肺水肿等征象。

(七)大动脉转位

1.完全大动脉转位

主要表现为严重缺氧、发绀、进行性心脏扩大和早期出现心力衰竭。因病变类型不同,症状及时间及其出现时间也不同。

(1)完全性大动脉转位但室间隔完整:体循环和肺循环的血液截然分离,之间无交通或仅靠未闭的卵圆孔或动脉导管有少量的交通,患儿出生后即可发生发绀、呼吸困难、缺氧发作和充血性心力衰竭等症状,可在生后数小时或数天内死于严重低氧血症,心脏听诊可无杂音。

(2)完全性大动脉转位合并大型室间隔缺损:生后发绀或轻或重,以后逐渐加重,出现心脏扩大和充血性心力衰竭等症状。心脏搏动明显,胸骨左缘下方听到中等强度的全收缩期杂音,心尖有轻度舒张期杂音或奔马律,肺动脉第二心音亢进、分裂。伴有动脉导管未闭者有周围血管征,胸骨左缘第2～3肋间听到连续性杂音,心尖可有收缩期杂音。如室间隔缺损或动脉导管未闭发生自发闭合,会导致发绀加重。

(3)完全性大动脉转位合并室间隔缺损和肺动脉狭窄:并有肺动脉瓣、瓣环或瓣下狭窄者因肺循环血流量减少,肺动脉高压和肺血管阻塞性病变延迟发生,临床症状出现较晚,表现与法洛四联症相似,有发绀、缺氧和酸中毒,但心力衰竭少见。心脏搏动不明显,肺动脉瓣区有收缩期喷射性杂音,分流量大者心尖部可闻及舒张中期隆隆样杂音,由于主动脉前位,第二心音往往响亮而单一。

(4)完全性大动脉转位合并室间隔缺损及肺血管阻塞性病变或其他畸形:一般在1岁以后因肺动脉高压出现肺血管阻塞性病变,呈现呼吸困难、心力衰竭和进行性发绀,除有收缩期杂音外,肺动脉瓣第二心音常亢进。

2.矫正性大动脉转位

不合并心内畸形者可无任何症状;如合并心内畸形,根据畸形的种类和程度不同,可出现不同的临床症状。例如合并较大的室间隔缺损时,可在婴儿期出现反复呼吸道感染、活动后心慌、气短、喂养困难等症状。胸骨左缘第3肋间可闻及单一响亮的第二心音,是由于主动脉瓣位于前方,靠近胸壁;合并肺动脉高压时肺动脉瓣第二心音增强不明显;肺动脉瓣狭窄的杂音在胸骨左缘的较低位置,是因为肺动脉瓣向后下方移位;左心房室瓣关闭不全时,杂音在胸骨左缘第4肋间处最响,而不在心尖部,是由于心室位置并列,室间隔为矢状位,而非正常的左前斜位。

(八)艾森门格综合征

1.症状

室间隔缺损患者发生本综合征的较多,且发生年龄较早,可能与该畸形原来的左至右分流可从左心室直接射入肺动脉,冲击肺血管而使胎儿期肺动脉的高阻力状态得以持续发展有关。动脉导管未闭和房间隔缺损发生本病则较少、较晚。一般本病多在青少年期逐渐出现症状,表现为气急、乏力、头晕,活动受限,反复晕厥并逐渐出现发绀,于劳累后加重。原有动脉导管未闭者,下半身发绀较上半身明显,逐渐出现杵状指(趾),以后可发生右心衰竭。

2.体征

本症最突出的体征是中央性发绀,最早可发生在出生后,但更多出现在儿童期、少年期或青年期。发绀一般不太重,但在运动或劳累后更为明显。发绀出现的部位因畸形的种类不同而异。室间隔缺损和房间隔缺损的发绀为全身性;而动脉导管未闭的发绀,下半身重于上半身,左上肢重于右上肢,称差异性青紫。心脏检查心界扩大,心前区膨隆,搏动强烈。原有左至右分流时的杂音消失或减轻,肺动脉瓣区出现收缩期喷射音和收缩期吹风样喷射型杂音,第二心音亢进并可分裂;并在胸骨左缘第2、3肋间听到高调舒张期杂音,此杂音是肺动脉扩张引起肺动脉瓣相对性关闭不全所致。胸骨左下缘可有收缩期吹风样反流型杂音为三尖瓣相对性关闭不全所致。如原发病为动脉导管未闭,其所具有的连续性机器样杂音亦消失,或仅有轻度收缩期杂音。

(九)肺动脉口狭窄

1.症状

轻度狭窄者,一般无症状,仅在体检时发现心脏杂音,随着年龄的增大症状逐渐显现,主要表现为劳动耐力差、乏力和劳累后心悸、气急等症状。重度狭窄者可有头晕、眼花、胸痛、咯血、劳力性昏厥发作或猝死,晚期病例出现颈静脉怒张、肝大和下肢水肿等右心衰竭的症状,若同时伴有房间隔缺损或卵圆孔未闭时,出现右至左分流,也称法洛三联症,可见口唇或指(趾)端发绀和杵状指(趾)。

2.体征

多数患者发育良好,重度肺动脉口狭窄者,发育较差。主要体征是:①在胸骨左缘第2肋骨处可听到Ⅲ～Ⅳ级响亮粗糙的喷射性吹风样收缩期杂音,向左颈部或左锁骨下区传导,杂音最响亮处可触及收缩期震颤,杂音强度因狭窄程度、血流流速、血流量和胸壁厚度而异。狭窄越重,杂音越响,持续时间越长,高峰越往后移。而在极严重的狭窄患者,杂音反而变为柔和。②肺动脉瓣区第二心音常减弱、分裂。漏斗部狭窄的患者,杂音与震颤部位一般在胸骨左缘第3或第4肋间处,强度较轻,肺动脉瓣区第二心音可能不减轻,有时甚至呈现分裂。肺动脉瓣狭窄者在此区可闻及收缩早期喷射音,是因为高速血流冲入扩张的肺动脉引起管壁振动。③合并右心衰竭时,由于三尖瓣相对性关闭不全,在胸骨下缘可听到收缩期吹风样反流性杂音,吸气时增强,呼气时减弱。④少数患者可因肺动脉瓣弹性降低或钙化,活动度差,引起肺动脉瓣关闭不全而产生舒张早、中期杂音。⑤当心房内血流出现右向左分流时,患者的口唇及四肢指(趾)端可出现发绀或杵状指(趾)。

(十)主动脉缩窄

主动脉缩窄临床表现的轻重取决于缩窄的位置、严重程度和合并畸形等因素。因此,病情严重程度可有很大差别。部分患者在婴幼儿时期即可呈现心力衰竭而导致死亡。不合并有其他严重先天性心脏血管畸形者,随着年龄增长易并发动脉瘤、主动脉破裂、细菌性心内膜炎或血管内膜炎以及持续性长期高血压引起脑血管意外、充血性心力衰竭和冠状动脉硬化性心脏病等严重致死性疾患。

1.症状

导管前型的患者,常在生后 48 小时或 6 周内出现症状,表现为呼吸急促、喂养困难、面色苍白,可迅速发生心力衰竭出现肺部湿啰音、肝大等。导管后型的患者在 15 岁之前,往往无明显的自觉症状;30 岁以后症状则趋于明显。症状可归纳为 3 组。①上半身高血压症状群:包括头痛、头胀、耳鸣、失眠、鼻出血等。②下半身血供缺血症状群:如下肢无力、酸麻、胀痛等;可由粗大的侧支循环动脉压迫脊髓而引起的下肢瘫痪,压迫臂神经丛而引起的上肢麻木与瘫痪等。③并发症所致症状群:如感染性动脉内膜炎、心力衰竭、脑血管意外、主动脉破裂等。

多数患者合并其他畸形,其中 2/3 有动脉导管未闭,依次为室间隔缺损、完全性大动脉转位、右心室双出口、心内膜弹力纤维增生症等。表现为喂养困难、体重不增、呼吸急促、面色苍灰等。如果无动脉导管,上肢血压则明显高于下肢,难以触摸到股动脉搏动;如果有动脉导管,虽然由压力较高的肺动脉经动脉导管供血给下肢,体检时可触到股动脉搏动,上下肢血压差异不大,但下肢可出现发绀,而上肢无发绀,此种差异性发绀也是很重要的体征。

2.体征

包括:①血压改变,上肢收缩压明显高于下肢收缩压(正常人腘动脉收缩压较肱动脉收缩压读数高 20～40 mmHg。上肢血压增高常在10 岁以后才明显。缩窄部位在左锁骨下动脉开口的近端者,左上肢血压可低于右上肢。②脉搏差异:胸骨上窝和锁骨上窝常有显著搏动(由锁骨下动脉增粗引起)。腹主动脉、股动脉、腘动脉和足背动脉脉搏微弱或不能触及。③心脏检查:叩诊浊音界向左向下扩大。听诊于胸背部可闻及收缩期喷射样杂音,为缩窄本身所致,最佳听诊部位在背部肩胛间区,向腋部和前胸壁放射;肩胛骨附近、腋部、胸骨旁可听到侧支循环的收缩期或连续性血管杂音;伴有二叶式主动脉瓣者,主动脉瓣区可有收缩期杂音或兼有舒张期杂音。④身体上部较魁梧,下部发育较差。

儿童期的主动脉缩窄,往往临床症状不明显,可有因高血压所致的头痛、鼻出血及下肢凉,走路易有小腿痛等下肢缺血症状。上肢血压增高、下肢血压下降、股动脉搏动减弱是单纯主动脉缩窄的一项既简单易行又十分有临床意义的体征,但应与大动脉炎鉴别诊断。

四、实验室及辅助检查

(一)房间隔缺损

1.胸部 X 线检查

表现为:①心脏扩大,尤为右心房和右心室最明显,第 2 孔未闭伴有二尖瓣关闭不全者,则左心室亦增大。②肺动脉段突出;肺门阴影增深,肺野充血,在透视下有时可见到肺门搏动,晚期病例可有钙化形成。③主动脉结缩小。

2.心电图

典型的心电图改变有电轴右偏,不完全右束支传导阻滞,V_1 呈 rsR$'$ 型,qR 时间>0.03 秒,P 波可增宽,变尖。如果合并肺动脉高压,V_1 呈 rRS$'$、rR、qR 或 R 型,可有多种房性心律失常发生,如频发性期前收缩、阵发性房性心动过速、心房扑动及心房颤动。心律失常多见于 40 岁以后的患者,尚可合并预激综合征。

3.超声心动图

可显示右心房、右心室增大,肺动脉增宽。M 型超声心动图特征性表现为左心室后壁与室间隔呈矛盾运动(同向运动)。二维超声心动图示剑突下及胸骨旁四腔心切面可见房间隔连续中断,有红色血流信号自左向右通过缺损处。心导管检查:经右下肢静脉插管时,导管可经房间隔缺损从右心房进入左心房,但这不能排除导管是推开卵圆孔的帘膜而进入右心房的可能。卵圆孔未闭者,无分流存在,右心房与上腔静脉无氧差。房间隔缺损时右心房血氧含量高于上、下腔静脉平均血氧含量 1.9 容积百分比以上,或两者血氧饱和度相差 10%以上;右心房、右心室及肺动脉压力正常或轻度升高。

(二)室间隔缺损

1.X 线检查

小型缺损时心、肺可无改变。大型缺损者有以下变化:①左心室扩大,左心房也扩大,有肺动脉高压时右心室也可扩大。②肺动脉段突出,肺血管影增粗,透视可见肺门搏动,梗阻型肺动脉高压时肺血变少,肺门血管呈残根状,近端显著扩张,远端纤细而稀少。③主动脉弓影缩小。

2.心电图

小型缺损心电图可正常或轻度左心室肥大;大型缺损常为左、右心室合并肥大。症状严重合并心力衰竭者,多伴有心肌劳损。

3.超声心动图

左心房和左心室内径增宽,右心室内径亦可增宽,室间隔活动正常。主动脉内径缩小。缺损大时,连续扫描可直接探到缺损处,但阴性不能否定缺损的存在。二维超声心动图在心脏长轴和四腔切面可直接显示缺损的部位,多普勒彩色血流显像可显示分流的位置、方向,估测肺动脉压力。

4.心导管检查和造影检查

单纯性室间隔缺损不需做此检查。当有重度肺动脉高压、主动脉瓣脱垂或合并其他畸形者应进行本项检查。右心导管可发现右心室血氧含量高于右心房,如>1.0 容积百分比以上有诊断意义。为排除并存的动脉导管未闭,宜测定左心房压或肺小动脉楔压及左心室舒张末期压力;为了解大血管与左、右心室间的关系,宜作选择性左心室造影;为排除并存的动脉导管未闭或主动脉缩窄,宜行升主动脉造影。

5.磁共振显像

自旋回波法磁共振显像对室间隔缺损的诊断符合率可达 90%,可从不同切面扫描室间隔的各个部位。

(三)动脉导管未闭

1.X 线检查

分流量大者典型特征:①左心房、左心室增大;②肺动脉段突出,肺动脉血管影增粗,透视下可见搏动,肺野充血;③主动脉弓增宽,这一特征对室间隔缺损有鉴别意义;④晚期肺动脉高压时肺血减少,右心室亦增大,主动脉弓也可缩小。在年长的患者,可见导管钙化影。

2.心电图

分流大者有左心房、左心室肥大,晚期有左右心房、心室肥大。10%~20%的患者可有原因不明的 PR 间期延长。

3.超声心动图

左心房、左心室和主动脉内径增宽,左心房内径/主动脉内径>1.2。扇形切面显像可显示导管位置及粗细。多普勒彩色血流显像可显示主动脉内有舒张期湍流频谱,在主肺动脉内见到由降主动脉分流而来的五彩分流束。

4.心导管检查

表现为:①肺动脉血氧含量高于右心室 0.5 个容积百分比;②肺动脉压力＞右心室;③部分患者右心导管可通过未闭的动脉导管进入降主动脉。

(四)房室间隔缺损

1.X 线检查

并有房室瓣反流的部分型和完全型房室间隔缺损病例心脏均有明显扩大,以右心房、右心室增大明显,左心房、左心室也可扩大。肺血增多,搏动增强。如有肺动脉高压,肺血管影纹理增粗而肺野周围血管影纹理稀少。单纯第 1 孔型房间隔缺损病例 X 线平片表现与缺损较大的第 2 孔型心房间隔缺损相似。

2.心电图检查

可见:①PR 间期延长,多由于房内激动延迟所致。②右心室显著肥大或呈现不完全性右束支传导阻滞,左心室也肥大,电轴左偏,一般在 $-60°\sim-120°$ 之间,可到 $-180°$。左偏的程度,在完全型房室间隔缺损者最严重,单纯性房室间隔缺损者最轻。由于电轴明显左偏,I、aVL 导联出现高大 R 波,II、III、aVF 导联出现深陷的 S 波。这是由于房室结、希氏束及左束支较正常后移,希氏束及左后分支变短,左前支及右束支异常地延长。③右心室激动时间延长。④右心房扩大、左心房扩大、右心室肥厚和左心室肥厚。此外,部分患者可能出现各种房性快速性心律失常。

3.超声心动图检查

右心房、右心室和肺动脉内径增大,在中心区互相连接而形成的十字交叉消失,房间隔下部和室间隔上部回声反射中断,4 个心腔互相沟通。二尖瓣前移,前瓣叶在收缩期接近三尖瓣隔瓣叶而在舒张期到接近心室间隔。二尖瓣口舒张期呈吊桥样,左心室流出道变窄。于外周静脉注入超声造影剂后,由于左心室收缩压比右心室高,舒张期右心室压略高于左心室,在心腔切面上可见到造影剂在心室间隔上部缺损处左右往返流动。

4.右心导管检查

导管可从右心房进入左心房,也可从右心房直接进入左心室。心房及心室水平左至右分流,右心室和肺动脉压力增高。动脉血氧饱和度可能有不同程度的减低。

5.选择性左心室造影

可见造影剂经心房和心室间隔缺损流入右心室、右心房;经房室瓣缺裂反流入左、右心房。并可显示心脏间隔缺损的大小和房室瓣畸形的情况。完全型房室共道病例造影剂从左心室注入后可见左、右心房和右心室,肺动脉同时显影。房室共道病例由于房室瓣瓣口位置移向心尖部和心室间隔上部缺损,至左心室流出道狭而长,在前后位左心室造影 X 线平片上呈现"鹅颈"征象。因此选择性左心室造影检查既可鉴别第 1 孔型与第 2 孔型房间隔缺损,又对鉴别部分型和完全型房室共道很有价值。

(五)法洛四联症

1.血常规

红细胞数和血红蛋白含量增多:红细胞计数 $>5 \times 10^{12}/L$,血红蛋白含量 $>150\ g/L$,血细胞比容在 $60\% \sim 80\%$。

2.X 线检查

轻型可无发绀,心脏形态和典型法洛四联症差别较大,可类似于单纯肺动脉口狭窄或单纯室间隔缺损。典型者心脏大小正常或稍大,心尖圆钝上翘,肺动脉段凹陷,主动脉结增宽,故心影呈靴形;肺门血管影缩小,肺纹理减少,肺野清晰。重症型者心影横置扁平,心尖圆钝上翘,肺动脉段凹陷。心脏中度增大,以右心室增大为主,右心房轻至中度增大。肺门及肺野血管均甚细小,出现网状侧支循环阴影,上纵隔阴影增宽,主动脉弓右位。

3.心电图

电轴右偏,右心室肥大及心肌劳损,亦有右心房肥大。

4.超声心动图

主动脉增宽,根部扩大,骑跨于室间隔之上,主动脉前壁与室间隔连续中断,还可显示出肺动脉狭窄的位置、程度及肺动脉左、右分支的情况。彩色多普勒血流显像常可见室间隔缺损处呈双向分流,右心室将血流直接注入骑跨的主动脉。M 型最具有特征性的表现为:当声束由心底波群转向二尖瓣波群时见主动脉前壁反射突然消失,室间隔的回声出现于它的后侧,两者连续中断。室间隔的位置正好在主动脉前后壁中间。此外,还可见主动脉增宽,右心室壁增厚。

5.心导管检查

表现为:①右心室压力明显增高,导管自肺动脉逐渐拉出时的压力曲线可判断漏斗部或瓣膜部狭窄;②导管可由右心室直接插入主动脉,证实有主动脉骑跨;③导管由右心室进入左心室显示有室间隔缺损存在;④主动脉血氧饱和度明显降低;⑤左、右心室与主动脉收缩压基本相同。

6.选择性右心室造影

可见主、肺动脉同时显影;主动脉阴影增粗,且位置稍偏右;肺动脉口狭窄或闭锁,并可确定狭窄部位。

(六)三尖瓣闭锁

1.X 线检查

典型的征象为心脏右缘平直,左心缘圆钝,心尖抬高,心腰部凹陷;大动脉转位者心影可呈鸡蛋形。肺血流少的病例肺纹显著减少,心影正常或轻度扩大;肺充血者可见肺纹增多,心影显著扩大。

2.心电图

90%的病例有典型的心电图表现,即电轴左偏,右心房扩大、左心室肥大伴劳损。80%的病例示 P 波高尖或增宽并有切迹。

3.超声心动图

如果探测不到正常三尖瓣回声,只见到反射增强的回声,同时右心室腔狭小,即应考虑三尖瓣闭锁。它还可显示右心室的大小、房间隔、室间隔缺损及动脉导管未闭是否存在,以及缺损部位的大小、大动脉的位置等。

4.心导管和心血管造影术

右心导管可经房间隔缺损进入左心房、左心室。右心房压力高于左心房。动脉血氧含量减少,左心房、左心室、肺动脉及主动脉的血氧含量相同。

5.心血管造影

选择性右心房造影,显示造影剂从右心房进入左心房、左心室,再进入肺动脉和主动脉。心影下方可见未显影的三角区即右心室窗,位于右心房、左心室与膈肌之间。

逆行性选择性左心室造影,可观察左心室腔的大小、左心室功能状态外,还可评估室间隔缺损大小及肺动脉狭窄的程度。

(七)大动脉转位

1.完全性大动脉转位

(1)X 线检查:左、右心室增大,前后位心影呈似斜置蛋形;肺动脉段平直或凹陷,前后位观上纵隔影变窄,侧位观上纵隔影增宽;肺血增多或正常。

(2)心电图检查:电轴右偏,右心室肥大,并有较大室间隔缺损或肺动脉高压者,则左、右心室肥大和心肌劳损。

(3)超声心动图检查:主动脉根部水平横切面显示肺动脉位于左后方,主动脉位于右前方,起源于左心室的肺动脉分为左右两支,主动脉则起源于右心室,肺动脉瓣比主动脉瓣开放早而关闭迟。还可检出心脏合并畸形,例如室间隔缺损、动脉导管未闭等左右分流的存在;可检出主动脉瓣、肺动脉狭窄的程度、了解房室瓣的形态和功能;可估测两动脉压力,对肺循环血流动力学变化作出定量分析。其诊断可靠性已达100%。

(4)右心导管检查:导管经右心房、右心室再进入主动脉;如合并房间隔缺损者,导管亦可经右心房进入左心房至左心室;合并室间隔缺损者,导管可自右心室经该缺损进入肺动脉。右心室收缩压明显增高,接近体循环压力,主动脉内血氧饱和度低。

(5)心血管造影:右心室造影可见主动脉起自右心室,左心室造影可见肺动脉起自左心室。如有室间隔缺损,不但可显示其大小及功能、有无三尖瓣反流,还可观察心室流出道情况,了解主动脉峡部及其远处的主动脉异常,例如动脉导管未闭、主动脉缩窄等。

2.矫正性大动脉转位

(1)X线检查:心脏左上缘可见向左突出的升主动脉影,主动脉结阴影小,心影左侧第2弧消失,可见心脏位置异常。合并室间隔缺损者,心影扩大,肺纹理增加。

(2)心电图:心房正常位的矫正性大动脉转位,P波正常,心房镜像反位时P_I及P_{avL}倒置,P_{avF}直立;V_1导联出现q波,V_5导联q波消失;有不同程度的房室传导异常和心律失常。示心室大。

(3)超声心动图:可判定右心房的位置及与之相连接的形态左、右心室的特征,也可判定与左心房连接的形态右心室的特征;两大血管短轴可示主动脉与肺动脉的前后位置关系,长轴可示两动脉与心室的连接关系,明确矫正性大动脉转位的诊断。还可检出各种合并畸形等。

(4)右心导管检查:导管入右心房经二尖瓣至形态左心室达肺动脉,了解心内有无左、右分流。心内各部位测得压力,有助诊断肺动脉狭窄。

(5)心血管造影:选择性心房、心室造影,可了解心房与心室、心室与两大血管连接情况,对检出合并畸形具有重要的诊断意义。

(八)艾森门格综合征

1.X线检查

心脏增大,以右心室增大为主,右心房也扩大。肺动脉段凸出,肺门血管影增粗,搏动明显,周围肺血管影则稀疏纤细,此为肺动脉高压的典型表现。

2.心电图

在原有疾病心电图特征的基础上出现右心室肥厚、右心室收缩期负荷过重的图形,是肺动脉高压的征象,如室间隔缺损者出现 V_3R、V_1 导联的 R 波增高,qR 呈波形,T 波直立或倒置。左胸导联的 S 波增深,R 波比较低小,往往无 q 波,T 波正常。当肺动脉重度肺高压时,V_5、V_6、V_7 导联的 Q 波消失,电轴也常呈右偏,右胸导联为 RS、R、rS′ 或呈 qR 图形。部分病例 Ⅰ、Ⅱ 导联 P 波高大。

房间隔缺损的患者由右心室舒张期负荷过重的图形转变成右心室收缩期负荷过重的图形如 V_1 呈 R 及 Rs 波等。

3.超声心动图检查

超声心动图检查是最有诊断价值的检查方法,可判断右向左分流的所在部位及肺动脉高压迹象。

4.右心导管检查

一般来讲,当先天性心脏病引起艾森门格综合征,出现发绀时,已失去手术机会,故一般不做心导管检查,但在有些病例,在产生肺动脉高压时,还存在着左向右分流为主或呈双向分流时,仍应尽可能争取手术治疗,此时需作右心导管。检查可示肺动脉压显著增高和动脉血氧饱和度降低。此外,右心室、右心房和肺动脉水平有右至左或双向分流,心导管可从上述部位进入左侧心脏的相应心腔。

5.心血管造影

心血管造影对本病患者有一定的危险性,宜尽可能避免。除非通过上述检查仍不能确诊时可做此检查以准确判断右至左分流的水平。

(九)肺动脉口狭窄

1.X 线检查

轻型病例无异常发现。中、重度狭窄者,肺门血管影减少,肺野血管细小,尤以肺野外围 1/3 区域为甚,肺野清晰,伴右心室、右心房增大。瓣膜型狭窄有肺动脉段凸出,漏斗部狭窄和混合型狭窄有肺动脉段凹陷。

2.心电图

心电图变化与右心室压力相关,轻度肺动脉口狭窄患者心电图在正常范围,但多数病例可有轻度的右心室肥厚,V_1 导联呈 rR′s 图形,而 V_6 呈 qRs 图形。其 S 波较正常深;中度狭窄者则示电轴右偏、V_1 导联呈 rR′ 或 Rs 型,出现右心室肥大、劳损和 T 波倒置等改变;重度狭窄病例 V_1 导联呈 R 型或 qR 型,V_1 导联的 T 波可正负双向。

3.超声心动图

超声心动图可显示瓣叶开放受限制,瓣叶呈圆顶形突起,瓣口狭小,并可查明右心室流出道肌肉肥厚及右心室和右心房扩大的程度。瓣膜型狭窄在 M 型超声检查示肺动脉后瓣 a 凹加深，＞7 mm。二维切面示右心室壁增厚，肺动脉干增宽和瓣膜增厚，反光增强，开放受限，呈圆拱状或尖锥状。彩色多普勒显示肺动脉干内自瓣口射出多彩色血流束，连续多普勒可测得最大跨瓣压差。漏斗部狭窄，M 型超声则示 a 凹消失，瓣叶在收缩期呈高频震颤。二维示右心室流出道狭小，小梁和肌柱增粗，或呈现第三心腔，肺动脉瓣形态无异常。多普勒在右心室流出道可测得收缩期湍流频谱。

根据临床体征、X 线及超声心动图检查，一般的肺动脉口狭窄不难做出初步诊断，但对某些病例为了进一步明确诊断或鉴别诊断的需要，了解狭窄程度和伴发的心脏畸形，有助于正确的手术选择，有必要做右心导管或右室造影检查。

4.心导管检查

右心室压力增高，右心室与肺动脉间有收缩期压力阶差，正常情况下压力阶差应＜10 mmHg。轻度狭窄压力阶差增大但＜40 mmHg，中度狭窄时压力阶差为 40～100 mmHg，重度狭窄时压力阶差＞100 mmHg。由肺动脉到右心室连续记录压力曲线，可确定狭窄的类型。

5.心血管造影

选择性右心室造影不必作为常规检查，但对某些疑难病例，为明确诊断和鉴别诊断需要了解狭窄部位和程度，可结合右心导管检查行右心室造影术。于右心室内注入造影剂，在肺动脉瓣部位造影剂排出受阻，瓣膜融合呈圆顶状突入肺动脉腔内，造影剂经狭小的瓣口喷射入肺动脉后呈扇状散开，漏斗部狭窄则可在右心室流出道呈现狭长的造影剂影像。

（十）主动脉缩窄

1.X 线检查

表现为：①升主动脉扩大并略向右凸出，且搏动明显；缩窄后主动脉段也扩大，形成向左凸出阴影，如同时有左锁骨下动脉扩张，则形成"3"字形向左凸出的阴影。②左心室增大。③因侧支循环形成，引起肋间动脉曲张形成的侵蚀而呈凹缺状现象，出现在第 3 肋骨以下的肋骨，且多半在后半段。但在儿童常不明显。

2.心电图检查

轻者可正常或胸前导联 R 波振幅增高，重者有 P 波增宽，左心室肥大或双室肥大，如果左胸前导联 Q 波变深，提示有左向右分流的合并畸形，如动脉导管未闭或室间隔缺损。

3.超声心动图检查

二维超声心动图可见左心室向心性肥厚，在胸骨上窝探测可显示主动脉缩窄部位及其远近端主动脉扩张的情况。连续波多普勒超声可探测缩窄前后部位的压力阶差。

4.心导管和选择性心血管造影

确定缩窄严重程度,了解主动脉弓及侧支循环的发育状况,对评价合并心脏畸形的血流动力学改变有重要意义。

5.磁共振及超高速CT

对此病诊断价值与导管及升主动脉造影相同,可避免有创性检查。

五、主要护理诊断

(一)活动无耐力

与先天性心脏病循环血量减少或血氧饱和度下降有关。

(二)营养失调

低于机体需要量,与喂养困难、体循环血量减少、组织缺氧有关。

(三)成长发展改变

与先天性心脏病体循环血量减少或血氧饱和度下降,影响生长发育有关。

(四)有感染的危险

与肺血流量增多以及心内的缺损易导致心内膜损伤有关。

(五)潜在并发在

脑血栓、心力衰竭等。

(六)焦虑(家长)

与担心患儿疾病转归和对手术的担忧有关。

(七)组织灌注改变

与体液灌注不足有关。

六、护理措施

(一)发绀型先天性心脏病护理

1.术前护理

(1)病情观察:观察患儿情绪、精神、面色、发绀、呼吸、脉率、脉律、血压等。

(2)重症患儿绝对卧床,监测生命体征;根据病情严格掌握活动量,持续评估缺氧情况,按需吸氧,评价吸氧效果;患儿应有专人看护,避免剧烈活动及哭闹诱发急性缺氧。预防上呼吸道感染,保持环境安静。

（3）增加营养,防止脱水,适量增加饮水量;控制每餐进食量,预防便秘。

（4）针对不同年龄的患儿采取怀抱、引逗、爱抚、轻拍等方法,使之产生亲切感和安全感,得到心理上的满足,以配合手术。

2.术后护理

（1）病情观察:监测各种生命指标,并准确记录。①使用呼吸机辅助呼吸时,严密观察呼吸机的工作情况及各项参数指标,做好气道管理。②持续监测血流动力学变化,每15～30分钟观察记录一次,平稳后可改为1～2小时一次,准确记录液体出入量。③监测肢体外周皮肤颜色、温度变化,及时保暖。每4小时测量体温1次,体温过高时遵医嘱给予降温处理,观察效果。④定时血气分析,观察电解质、乳酸及酸碱代谢情况,及时纠正酸中毒。

（2）管路维护:①每天评估各个管路脱管风险,每班测量置管深度或管路外露长度,妥善固定。保持通畅,避免打折、移位、脱出。观察置管处皮肤有无红肿、淤血、渗出等。②胸腔引流管:观察引流液的性质、量。术后4小时内每15～20分钟挤压引流管一次,若有血性引流液2～4 mL/(kg·h),连续2小时以上,立即通知医师查找原因,对症处理。③尿管:准确记录尿量、性质。评估留置必要性,病情允许尽早拔除。④有深静脉置管者:严格执行无菌操作,按时维护管路,保持管路通畅,使用过程中防止堵塞、打折、脱出,避免导管相关性感染的发生。

（3）并发症的观察与护理。①灌注肺:为法洛四联症根治术后严重并发症,临床主要表现为急性进行性呼吸困难、发绀、血痰或血水痰和难以纠正的低氧血症。应用呼吸机辅助呼吸时,根据血气结果调整呼吸机参数,注意气道内压,及时吸出气道内分泌物。严格控制入量,静脉输入清蛋白或血浆,维持胶体渗透压在正常范围内,加强利尿,维持尿量＞1 mL/(kg·h)。②低心排综合征:临床表现为心率加快、血压下降、中心静脉压升高、肢端发凉、苍白、发绀等。术后及时补充血容量及血管活性药物,中心静脉压维持在0.98 kPa以上。持续镇静,延长呼吸机辅助时间,减少心脏做功。③心律失常:术后监测血钾浓度,过高或过低及时纠正;连接心电监护,观察患者心律有无房性期前收缩、室性期前收缩、房室传导阻滞,如有异常及时通知医师。

（4）健康指导:①遵医嘱服用强心利尿剂,并注意观察尿量。②术后3个月内避免剧烈活动,不可过度劳累,避免发生心力衰竭。③加强营养供给,多进食高蛋白、高热量、高维生素饮食,以利生长发育。④注意气候变化,避免呼吸道感染。⑤定期门诊复查。

(二)非发绀型先天性心脏病护理

1.术前护理

(1)病情观察:监测患者的生命体征,观察患者的发育、营养、面色、情绪等。

(2)积极预防和控制呼吸道感染,预防感冒。

(3)饮食:加强营养支持,指导患者进食高热量、高蛋白及富含维生素的食物,增强机体抵抗力。

(4)加强对大分流者心功能的维护;合并心功能不全者,应用强心、利尿、扩血管等药物治疗,记录出入量。

2.术后护理

(1)病情观察:密切观察生命体征,观察心律、心率变化,定期或连续描记心电图,发现异常及时报告医师。监测血压变化,遵医嘱及时调整降压药速度,防止血压骤降。更换药液时操作要迅速准确,避免因药液中断引起血压波动保持静脉通路畅通,备好抢救药品及物品。

(2)监测肢体末梢皮肤颜色、温度变化,及时保暖。4小时测量体温1次,体温过高时遵医嘱给予降温处理,观察效果。

(3)保持呼吸道通畅,合并肺动脉高压者适当延长机械通气时间,协助咳嗽、排痰,给予雾化吸入,防止肺感染。

(4)执行胸腔闭式引流护理常规:保持引流管的通畅,注意引流的速度、性质、量,若引流过快、颜色鲜红、管壁发热,考虑胸腔内是否有活动性出血,积极协助医师准备二次开胸止血。

(5)并发症观察及护理。①残余分流:常由闭合不严密或组织缝线撕脱而引起。听诊有无残余分流的心脏杂音,彩色多普勒超声检查可明确诊断,残余分流量大,应立即再行修补。②喉返神经损伤:注意患者有无声音嘶哑、进水呛咳现象,防止饮水误吸诱发肺部感染。③假性动脉瘤形成:多发生于术后2周左右,临床表现为发热不退、咳嗽、咯血,有收缩期杂音出现,胸部X线平片示上纵隔增宽,肺动脉端突出呈现块状影,应考虑是否为假性动脉瘤,嘱患者卧床休息,避免活动,并给予祛痰、缓泻剂,防止剧烈咳嗽或排便用力而使胸膜腔内压剧烈升高导致假性动脉瘤破裂。一旦确诊,应紧急采取手术治疗。④心律失常:为房间隔缺损、室间隔缺损术后常见并发症。观察患者心率、心律变化,出现房室传导阻滞或心率减慢时及时通知医师,维持电解质在正常范围,维护好起搏器的功能。

(6)健康指导:①动脉导管未闭术后患者积极进行左上肢的功能锻炼,避免失用综合征。②逐步增加活动量,术后3个月内不可过度劳累,以免发生心力衰竭。③加强营养支持,以利生长发育。④注意气候变化,避免呼吸道感染。⑤定期门诊随访。

(三)介入治疗护理

1.术前护理

(1)术前合理安排饮食,切忌暴饮暴食引起的消化不良性腹泻。

(2)预防感冒,保证充足睡眠,减少探视,保持室内空气新鲜。

(3)做好术前备皮,尤其是术中手术区域、静脉穿刺部位皮肤的清洁,观察股动脉及足背动脉搏动情况。

(4)进入导管室前排空大小便。

(5)遵医嘱术前 4~6 小时禁食水,完成术前用药。

2.术后护理

(1)病情观察:动态监测生命体征,特别是心率、血压、神志、呼吸的变化。备好各种抢救物品及药品。

(2)体位:术后取平卧位,麻醉未清醒者头偏向一侧。术侧肢体保持伸直并制动 6~8 小时,沙袋压迫穿刺点止血 6~8 小时,并观察局部有无出血、渗血,避免沙袋移位。撤除沙袋后还需再平卧 12~24 小时。做好皮肤护理。

(3)术侧下肢的观察:24 小时内密切观察术侧下肢皮肤温度、颜色、有无肿胀、肢体血运是否良好、足背动脉搏动有无异常。

(4)遵医嘱给予静脉液体补充,预防低血容量的发生。

(5)清醒后可试饮水,2 小时后可进食。

(6)并发症观察及护理。①封堵器脱落及异位栓塞:封堵器脱落常可进入肺循环引起患者胸痛、呼吸困难、发绀等。术后密切观察有无胸闷、气促、呼吸困难症状,注意心脏杂音的变化。②感染性心内膜炎:密切监测体温变化,严格执行无菌操作,术后遵医嘱使用抗生素。③溶血:动脉导管未闭封堵术罕见的严重并发症,多因残余分流时高速血流通过网状封堵器所致,术后密切观察患者心脏杂音的变化、睑结膜及尿液颜色,必要时送检血、尿化验,及早发现有无溶血。④高血压:术后密切监测血压,适当控制液体入量,血压升高时可遵医嘱微量泵泵入硝普钠等药物,血压轻度升高可不必处理,必要时给予镇静、镇痛药。

(7)健康指导:①术后 3 个月内禁止剧烈体力活动,穿刺处 1 周内避免洗澡,防止出血。②预防感冒,术后 6 个月内注意预防感染性心内膜炎。③遵医嘱服药,术后定期随访复查,行心脏超声等检查,观察患者肺血流改变和封堵器形态、结构有无变化。

第三节　新生儿溶血病

新生儿溶血病是因母婴血型不合引起的同族血型免疫性疾病,母亲的血型抗体通过胎盘引起胎儿、新生儿红细胞破坏,仅发生在胎儿与早期新生儿。我国新生儿溶血病以 ABO 血型系统血型不合引起的最常见,大多数母亲为 O 型,子为 A 或 B 型,A 型婴儿多于 B 型。ABO 血型不合的机会较多,但发生溶血病则少,其原因可能是一些胎儿体液中含有可溶性 A、B 物质,能中和 A 及 B 抗体,保护胎儿红细胞免于溶血,可见于第一胎。Rh 血型不合溶血病较少见,通常为母红细胞不含 D 抗原(Rh 阴性),而子红细胞含 D 抗原(Rh 阳性),从而引起免疫性抗原抗体反应所致。而 Rh 阳性母亲,亦偶可发生 E、e、C、c 等母子血型不合的溶血病,一般在第二胎以后发生,但若 Rh 阴性妇女在孕前曾接受 Rh 阳性的输血或曾流产 Rh 阳性的胎儿,则第一胎新生儿也可发病。有报道 ABO 溶血病占新生儿溶血病的 85.3%,Rh 溶血病占 14.6%,MN(少见血型)溶血病占 0.1%。

一、病因及发病机制

因父亲遗传而母亲所不具有的显性胎儿红细胞血型抗原,通过胎盘进入母体,刺激母体产生相应的血型抗体,当不完全抗体(IgG)进入胎儿血循环后,与红细胞的相应抗原结合(致敏红细胞),在单核-吞噬细胞系统内被破坏,从而引起溶血。若母婴血型不合的胎儿红细胞在分娩时进入母血,则母亲产生的抗体不使这一胎发病,而可能使下一胎发病(血型与上一胎相同)。

(一)ABO 溶血

主要发生在母亲 O 型而胎儿 A 型或 B 型,如母亲 AB 型或婴儿 O 型,则不发生 ABO 溶血病。

(1)40%~50% 的 ABO 溶血病发生在第一胎,其原因是 O 型母亲在第一胎妊娠前,已受到自然界 A 或 B 血型物质(某些植物、寄生虫、伤寒疫苗、破伤风及白喉类毒素等)的刺激,产生抗 A 或抗 B 抗体(IgG)。

(2)在母子 ABO 血型不合中,仅 1/5 发生 ABO 溶血病,其原因:①胎儿红细胞抗原性的强弱不同,导致抗体产生量的多少各异;②除红细胞外,A 或 B 抗原存在于许多其他组织中,只有少量通过胎盘的抗体与胎儿红细胞结合,其余的被组织或血浆中可溶性的 A 或 B 物质吸收。

(二)Rh 溶血

Rh 血型系统有 6 种抗原,即 D、E、C、c、d、e(d 抗原未测出只是推测),其抗原性强弱依次为 D>E>C>c>e,故 Rh 溶血病中以 RhD 溶血病最常见,其次为 RhE,由于 e 抗原性最弱,故 Rhe 溶血病罕见。传统上红细胞缺乏 D 抗原称为 Rh 阴性,而具有 D 抗原称为 Rh 阳性,中国人绝大多数为 Rh 阳性。但由于母亲 Rh 阳性(有 D 抗原),也可缺乏 Rh 系统其他抗原如 E,若胎儿具有该抗原时,也可发生 Rh 不合溶血病。母亲暴露于 Rh 血型不合抗原的机会主要有:①曾输注 Rh 血型不合的血液;②分娩或流产接触 Rh 血型抗原,此机会可高达 50%;③在孕期胎儿 Rh+血细胞经胎盘进入母体。

Rh 溶血病一般不发生在第一胎,是因为自然界无 Rh 血型物质,Rh 抗体只能由人类红细胞 Rh 抗原刺激产生。Rh 阴性母亲首次妊娠,于妊娠末期或胎盘剥离(包括流产及刮宫)时,Rh 阳性的胎儿血进入母血中,经过 8～9 周产生 IgM 抗体(初发免疫反应),此抗体不能通过胎盘,以后虽可产生少量 IgG 抗体,但胎儿已经娩出。如母亲再次妊娠(与第一胎 Rh 血型相同),怀孕期可有少量(低至 0.2 mL)胎儿血进入母体循环,于几天内便可产生大量 IgG 抗体(次发免疫反应),该抗体通过胎盘引起胎儿溶血。

既往输过 Rh 阳性血的 Rh 阴性母亲,其第一胎可发病。极少数 Rh 阴性母亲虽未接触过 Rh 阳性血,但其第一胎也发生 Rh 溶血病,这可能是由于 Rh 阴性孕妇的母亲为 Rh 阳性,其母怀孕时已使孕妇致敏,故其第一胎发病。

抗原性最强的 RhD 血型不合者,也仅有 1/20 发病,主要由于母亲对胎儿红细胞 Rh 抗原的敏感性不同。另外,母亲为 RhD 阴性,如父亲的 RhD 血型基因为杂合子,则胎儿为 RhD 阳性的可能性为 50%,如为纯合子则为 100%,其他 Rh 血型也一样。当存在 ABO 血型不符合时,Rh 血型不合的溶血常不易发生;其机制可能为 ABO 血型不符所产生的抗体已破坏了进入母体的胎儿红细胞,使 Rh 抗原不能被母体免疫系统所发现。

ABO 溶血除引起黄疸外,其他改变不明显。Rh 溶血造成胎儿重度贫血,甚至心力衰竭。重度贫血、低蛋白血症和心力衰竭可导致全身水肿(胎儿水肿)。贫血时,髓外造血增强,可出现肝脾大。胎儿血中的胆红素经胎盘入母亲肝脏进行代谢,故娩出时黄疸往往不明显。出生后,由于新生儿处理胆红素的能力较差,因而出现黄疸。血清未结合胆红素过高可发生胆红素脑病。

二、临床表现

(一)症状

症状轻重与溶血程度基本一致。多数 ABO 溶血病患儿除黄疸外,无其他明显异常。Rh 溶血病症状较重,严重者甚至死胎。

1.黄疸

大多数 Rh 溶血病患儿生后 24 小时内出现黄疸并迅速加重,而多数 ABO 溶血病在第 2~3 天出现。血清胆红素以未结合型为主,但如溶血严重,造成胆汁淤积,结合胆红素也可升高。

2.贫血

程度不一。重症 Rh 溶血,生后即可有严重贫血或伴有心力衰竭。部分患儿因其抗体持续存在,也可于生后 3~6 周发生晚期贫血。

3.肝脾大

Rh 溶血病患儿多有不同程度的肝脾增大,ABO 溶血病患儿则不明显。

4.胎儿水肿

严重者表现为胎儿水肿,主要发生在 Rh 溶血病,在胎儿期有大量红细胞破坏,患儿全身水肿、苍白、皮肤瘀斑、胸腔积液、腹水、心音低、心率快、呼吸困难、肝脾大。胎盘也明显水肿,胎盘重量与新生儿体重之比可在 1:3~1:4,严重者可发生死胎。胎儿水肿的原因与严重贫血所致的心力衰竭、肝功能障碍所致的低蛋白血症和继发于组织缺氧的毛细血管通透性增高等因素有关。

(二)并发症

胆红素脑病为新生儿溶血病最严重的并发症,多于生后 4~7 天出现症状。当未结合胆红素水平过高,透过血-脑屏障,可造成中枢神经系统功能障碍,如不经治疗干预,可造成永久性损害。胆红素常造成基底神经节、海马、下丘脑神经核和小脑神经元坏死;尸体解剖可见相应的神经核黄染,故又称为核黄疸。

临床上胆红素脑病和核黄疸名词常互相通用,目前推荐的分类是将生后数周内胆红素所致的中枢神经系统损害称为急性胆红素脑病;将胆红素所致的慢性和永久性中枢神经系统损害或后遗症称为核黄疸。胆红素升高也可引起暂时性脑病:指胆红素引起的神经系统损伤是可逆的,临床表现为随着胆红素水平的增高逐渐出现嗜睡、反应低下,但随治疗后胆红素的降低而症状消失,脑干听觉诱发电位显示各波形的潜伏期延长,但可随治疗而逆转。

胆红素脑病常在 24 小时内较快进展,临床可分为 4 个阶段。

1.第一期

表现为嗜睡、反应低下、吮吸无力、拥抱反射减弱、肌张力减低等,偶有尖叫和呕吐。持续 12～24 小时。

2.第二期

出现抽搐、角弓反张和发热(多于抽搐同时发生)。轻者仅有双眼凝视,重者出现肌张力增高、呼吸暂停、双手紧握、双臂伸直内旋,可出现角弓反张。此期持续 12～48 小时。

3.第三期

吃奶及其他反应好转,抽搐次数减少,角弓反张逐渐消失,肌张力逐渐恢复。此期持续 2 周。

4.第四期

出现典型的核黄疸后遗症表现。①手足徐动:经常出现不自主、无目的和不协调的动作;②眼球运动障碍:眼球向上转动障碍,形成落日眼;③听觉障碍:耳聋,对高频音失听;④牙釉质发育不良:牙呈绿色或深褐色。此外,也可留有脑瘫、智能落后、抽搐、抬头无力和流涎等后遗症。

三、实验室及辅助检查

(一)血常规

如红细胞计数及血红蛋白含量下降(脐血<13 g/dL)、网织红细胞比例增高(>6%)、外周血有核红细胞数增高(>10/100 个白细胞)等均提示患儿可能存在溶血。

(二)血清胆红素

主要为未结合胆红素升高。溶血病患儿生后黄疸逐渐加深,胆红素水平呈动态变化,需每天检测 2～3 次。

(三)定血型

ABO 溶血病者母亲为 O 型,新生儿为 A 或 B 型。Rh 溶血病者母亲为 Rh 阴性(D 抗原阴性),新生儿为 Rh 阳性。如母亲为 Rh 阳性(但 C 或 E 抗原阴性,胎儿 C 或 E 抗原阳性)、婴儿 Rh 阳性,也可发生抗 E、抗 C、抗 e、抗 c 引起的溶血病。

(四)抗人球蛋白试验

即 Coombs 试验,检查特异性血型抗体,可证实患儿红细胞是否被血型抗体致敏,如直接试验阳性说明患儿红细胞已被致敏,再做释放试验阳性,即可诊断。

ABO溶血病者需做改良法。

(五)抗体释放试验

通过加热使患儿血中致敏红细胞的血型抗体释放于释放液中,将与患儿相同血型的成人红细胞(ABO系统)或O型标准红细胞(Rh系统)加入释放液中致敏,再加入抗人球蛋白血清,如有红细胞凝聚为阳性。本试验是检测致敏红细胞的敏感试验,也为确诊实验。Rh和ABO溶血病一般均为阳性。

(六)游离抗体试验

在患儿血清中加入与其相同血型的成人红细胞(ABO系统)或O型标准红细胞(Rh系统)致敏,再加入抗人球蛋白血清,如有红细胞凝聚为阳性。表明血清中存在游离的ABO或Rh血型抗体,并可能与红细胞结合引起溶血。此项试验有助于估计是否继续溶血、换血后的效果,但不是确诊试验。

四、主要护理诊断

(一)潜在并发症

胆红素脑病。

(二)潜在并发症

心力衰竭。

(三)活动无耐力

与红细胞大量破坏引起贫血有关。

(四)知识缺乏(家长)

与家长缺乏黄疸的护理知识有关。

五、护理措施

(一)一般护理

需专人护理,密切监测患儿体温、呼吸、心率、心音等变化,应使其体温保持在36~37℃之间。加强喂养,保证热量与水分,尽量母乳喂养。不能吸吮的患儿,给予鼻饲,必要时给予静脉营养。详细记录出入量。注意保护性隔离,应与感染患儿分室居住,病室定期消毒,避免交叉感染。

(二)病情观察

注意观察皮肤颜色,如黄疸出现的时间、程度、进展速度。生后24小时内,尤其是在生后12小时内,即出现黄疸,且迅速加重,则应想到有发生新生儿溶血症的可能。还要观察患儿体温、呼吸、心率、神态、意识等变化以及大小便的颜色等。如黄疸加重,并有嗜睡、反应差、吸吮无力、肌张力减低、拥抱反射减弱或消失等核黄疸的早期症状,应及时通知医师,同时要做好抢救准备。

(三)对症护理

对高胆红素血症的患儿,要随时监测血清胆红素浓度,动态观察皮肤黄疸变化,以便采取降低血清胆红素的有效措施。注意保护皮肤,进行各项治疗与护理操作时,动作要轻柔,避免损伤皮肤而引发感染。尽量保持患儿安静,若出现双眼凝视、四肢肌张力高、尖叫、痉挛等症状,应立即给予氧气吸入,保持呼吸道通畅,并按医嘱给予镇静剂。

(四)治疗护理

治疗原则是迅速降低血清胆红素浓度,防止因间接胆红素过高引起的胆红素脑病。可选用光照(光疗)、换血和药物疗法。

(1)光疗是应用光线照射,使间接胆红素由脂溶性转化为水溶性光化胆红素,迅速从胆汁或尿液排出,从而降低血中胆红素浓度。临床多采用波长为420~470 nm蓝光灯照射,也有用普通日光灯和绿光灯,但疗效较差。

(2)换血:如产前已确诊为溶血,而出生时已有严重水肿、贫血、肝脾大等症状,或经保守治疗而胆红素仍继续上升至342 μmol/L以上的患儿,应立即进行换血治疗。

(3)药物治疗:降低血清胆红素,多用酶诱导剂苯巴比妥(鲁米那),可促进胆红素在肝脏的摄取、结合与排泄。应用活性炭和琼脂,可减少肠壁对未结合胆红素的吸收,抑制溶血过程。若溶血继续发生,可用肾上腺皮质激素抑制溶血过程。在用药期间,应按医嘱正确为患儿服药,防止呛咳,注意观察用药效果。减少游离的未结合胆红素,应选用清蛋白与游离未结合胆红素结合,防止核黄疸发生,但严重贫血和心力衰竭的患者慎用。在输注清蛋白或血浆时,要注意保护静脉,严格控制输注速度,避免在短时间内输入大量高渗性溶液,以免损伤静脉或引发心力衰竭。

(五)并发症护理

心力衰竭、核黄疸是本病的主要并发症,也是造成新生儿死亡的主要原因。

1.心力衰竭

严重贫血或输液过多均可导致心力衰竭。因此,在新生儿娩出后,如有严重贫血,应及时纠正。在治疗过程中,要严格控制输液量和输液速度,不得输注清蛋白,以免引起肺水肿或加重心力衰竭。如患儿出现面色灰暗、呼吸急促或困难、心率加快、心音低钝、肝大等症状,要考虑已发生心力衰竭,应立即给予氧气吸入,并协助医师进行急救处理。

2.核黄疸

间接胆红素增高,可通过血-脑屏障与富含脑磷脂的脑组织亲和,使大脑神经核黄染,称核黄疸。早期症状为精神萎靡、嗜睡、反应差、吸吮无力、拥抱反射及肌张力减弱或消失。此时若能立即采取换血疗法,迅速降低血清胆红素,预后一般良好。如患儿出现发热、凝视、阵发性肌张力增高、角弓反张、双手握拳、尖叫或呼吸不规则及全身痉挛等,可能已进入痉挛期,多数患儿可因呼吸衰竭或肺出血而死亡。若能维持2天以上,则可进入恢复期,但常会留有严重的后遗症。如手足徐动、眼球运动障碍、听觉和智力障碍、牙釉质发育不良等。因此,对重度黄疸的患儿,需设专人护理,密切观察病情变化,一旦发现核黄疸的早期症状,应及时给予镇静、吸氧、应用酶诱导剂,以降低血清胆红素,有条件者应立即采取换血疗法,以防止核黄疸的发生。

(六)康复护理

轻型患儿经蓝光和药物治疗后,预后良好。中、重型患儿以及核黄疸早期患儿,若能采取积极有效的治疗措施,预后亦多良好,仅有少数患儿可留有不同程度的后遗症。患儿出院时应指导其家长注意观察患儿的面色、精神状态、吃奶及大小便情况,注意合理喂养,预防缺钙和贫血。对疑有后遗症的患儿,应指导患儿家属按医嘱预防性用药,注意观察肢体运动、听觉、智力方面有无异常表现,如发现患儿肢体活动异常,智能发育落后于正常儿,应及时门诊复查,根据医师指导,合理用药或进行康复训练、以降低残疾的程度。

参 考 文 献

[1] 王梅.妇产科常见病护理[M].长春:吉林科学技术出版社,2019.

[2] 韩爱玲.外科常见病护理技能[M].天津:天津科学技术出版社,2018.

[3] 石彩晓,时富枝.儿童常见病护理[M].郑州:河南科学技术出版社,2017.

[4] 栾燕.临床常见病护理实践[M].北京:科学技术文献出版社,2018.

[5] 王菊萍.常见病护理技术与操作规范[M].长春:吉林科学技术出版社,2019.

[6] 何晶.临床常见病护理[M].长春:吉林科学技术出版社,2019.

[7] 刘广芬.临床常见病护理[M].天津:天津科学技术出版社,2018.

[8] 杨莉莉.临床常见病护理[M].长春:吉林科学技术出版社,2019.

[9] 谢文娟.临床常见病护理技术[M].哈尔滨:黑龙江科学技术出版社,2019.

[10] 王锋莉.临床常见病护理进展[M].长春:吉林科学技术出版社,2019.

[11] 孙文欣.临床常见病护理要点[M].长春:吉林科学技术出版社,2019.

[12] 杨虹秀.呼吸内科常见病护理[M].长春:吉林科学技术出版社,2019.

[13] 迟增乔.消化内科常见病护理[M].长春:吉林科学技术出版社,2019.

[14] 周秀梅.临床常见病护理精要[M].西安:西安交通大学出版社,2018.

[15] 娄玉萍,郝英双,刘静.临床常见病护理指导[M].北京:人民卫生出版社,2018.

[16] 齐霞.现代常见病护理研究[M].长春:吉林科学技术出版社,2019.

[17] 单册.消化内科常见病护理新进展[M].汕头:汕头大学出版社,2019.

[18] 梁继梅.临床各科室常见病护理[M].长春:吉林科学技术出版社,2019.

[19] 刘继荣.临床常见病与护理实践[M].西安:西安交通大学出版社,2017.

[20] 陈燕,谢春花,韩金花.现代各科常见病护理技术[M].长春:吉林科学技术出版社,2018.

[21] 杨雪梨.临床常见病护理实用技能[M].哈尔滨:黑龙江科学技术出版社,2017.

[22] 邹静,翟义,吕明欣.现代外科常见病护理新进展[M].汕头:汕头大学出版

社,2019.

[23]李民华.妇产科护理[M].北京:科学出版社,2018.

[24]姜梅.妇产科护理指南[M].北京:人民卫生出版社,2018.

[25]马明娟.妇产科护理研究[M].长春:吉林科学技术出版社,2019.

[26]韩凤红.实用妇产科护理[M].长春:吉林科学技术出版社,2019.

[27]郑凤凤.临床妇产科护理指南[M].长春:吉林科学技术出版社,2019.

[28]任瑞红.现代妇产科护理规范[M].天津:天津科学技术出版社,2018.

[29]万峰静,王小燕.儿科护理[M].长沙:中南大学出版社,2018.

[30]王丽.现代儿科护理技术[M].延吉:延边大学出版社,2017.

[31]许敏.儿科护理技术与规范[M].北京:科学技术文献出版社,2018.

[32]李延君.临床儿科护理新思维[M].天津:天津科学技术出版社,2019.

[33]马雯雯.现代外科护理新编[M].长春:吉林科学技术出版社,2019.

[34]马文斌,黄正美.外科护理实训指导[M].西安:西安交通大学出版社,2018.

[35]王佳.外科护理与疼痛管理[M].长春:吉林科学技术出版社,2017.

[36]魏建梅,王志剑,夏梅,等.系统化疼痛护理管理模式在临床疼痛护理实践中的应用[J].中国疼痛医学杂志,2019,25(7):531-536.

[37]郝彩英.探讨细节护理在颅脑外伤患者护理中的临床应用价值[J].中国药物与临床,2019,19(6):1008-1009.

[38]郑娟.人文关怀护理模式对宫外孕患者护理的效果观察[J].贵州医药,2019,43(10):1677-1679.

[39]孙晓蕾,潘建.呼吸内科护理中重症患者的护理方法以及临床效果观察[J].中国药物与临床,2019,19(19):3443-3445.

[40]吴海霞.强化护理干预有利于提高肝硬化肝性脑病患者治疗效果、改善患者生存质量[J].基因组学与应用生物学,2019,38(5):2366-2370.